U0358476

周宇／主编

本草纲目

【第三册】

中医古籍出版社

桃

释名 〔时珍曰〕桃性早花，易植而子繁，故字从木、兆。十亿曰兆，言其多也。或云从兆谐声也。

集解 〔时珍曰〕桃品甚多，易于栽种，且早结实。五年宜以刀劙其皮，出其脂液，则多延数年。

实

【气味】辛、酸、甘，热，微毒。

【主治】作脯食，益颜色。（《大明》）

肺之果，肺病宜食之。（思邈）

核 仁

【气味】苦、甘，平，无毒。

【主治】瘀血血闭，癥瘕邪气，杀小虫。（《本经》）

止咳逆上气，消心下坚硬，除卒暴击血，通月水，止心腹痛。（《别录》）

治血结、血秘、血燥，通润大便，破畜血。（元素）

杀三虫，又每夜嚼一枚和蜜，涂手、面良。（孟诜）

主血滞风痹骨蒸，肝疟寒热，鬼疰疼痛，产后血病。（时珍）

【发明】〔杲曰〕桃仁苦重于甘，气薄味厚，沉而降，阴中之阳，手、足厥阴经血分药也。苦以泄滞血，甘以生新血，故破凝血者用之。其功有四：治热入血室，一也；泄腹中滞血，二也；除皮肤血热燥痒，三也；行皮肤凝聚之血，四也。

〔成无己曰〕肝者血之源，血聚则肝气燥，肝苦急，急食甘以缓之。桃仁之甘以缓肝散血，故张仲景抵当汤用之，以治伤寒八九日，内有畜血，发热如狂，小腹满痛，小便自利者。又有当汗失汗，热毒深入，吐血及血结胸，烦躁谵语者，亦以此汤主之。与虻虫、水蛭、大黄同用。

桃 毛

【气味】辛，平，微毒。

【主治】破血闭，下血瘕，寒热积聚，无子，带下诸疾。（《别录》）

疗崩中，破癖气。（《大明》）

桃

研，绞汁令尽，温温洗面，极妙。(《千金翼》)

上气咳嗽（胸满气喘）。桃仁三两去皮尖，以水一大升研汁，和粳米二合煮粥食之。(《心镜》)

小儿聤耳。桃仁炒研绵裹，日日塞之。(《千金方》)

大便不快（里急后重）。用桃仁三两（去皮），吴茱萸二两，食盐一两，同炒熟，去盐、茱，每嚼桃仁五七粒。(《总录》)

附方

延年去风（令人光润）。用桃仁五合去皮，用粳米饭浆同

梨

《别录》下品

释名 快果、果宗、玉乳、蜜父。〔震亨曰〕梨者，利也。其性下行流利也。〔弘景曰〕梨种殊多，并皆冷利，多食损人，故俗人谓之快果，不入药用。

集解 〔时珍曰〕梨树高二三丈，尖叶光腻有细齿，二月开白花如雪六出。上巳无风则结实必佳。故古语云：上巳有风梨有蠹，中秋无月蚌无胎。贾思勰言梨核每颗有十余子，种之唯一二子生梨，余皆生杜，此亦一异也。杜即棠梨也。梨品甚多，必须棠梨、桑树接过者，则结子早而佳。梨有青、黄、红、紫四色。乳梨即雪梨，鹅梨即绵梨，消梨即香水梨也。俱为上品，可以治病。御儿梨即玉乳梨之讹。或云御儿一作语儿，地名也，在苏州嘉兴县，见《汉书·注》。其他青皮、早谷、半斤、沙糜诸梨，皆粗涩不堪，止可蒸煮及切烘为脯尔。一种醋梨，易水煮熟，则甜美不损人也。昔人言梨，皆以常山真定、山阳钜野、梁国睢阳、齐国临淄、钜鹿、弘农、京兆、邺都、洛阳为称。盖好梨多产于北土，南方唯宣城者为胜。

实

【气味】 甘、微酸，寒，无毒。

【主治】热嗽，止渴。切片贴汤火伤，止痛不烂。（苏恭）

治客热，中风不语，治伤寒热发，解丹石热气、惊邪，利大小便。（《开宝》）

除贼风，止心烦气喘热狂。作浆，吐风痰。（《大明》）

卒暗风不语者，生捣汁频服。胸中痞塞热结者，宜多食之。（孟诜）

润肺凉心，消痰降火，解疮毒、酒毒。（时珍）

【发明】〔时珍曰〕《别录》著梨，止言其害，不著其功。陶隐居言梨不入药。盖古人论病多主风寒，用药皆是桂、附，故不知梨有治风热、润肺凉心、消痰降火、解毒之功也。今人痰病、火病，十居六七。梨之有益，盖不为少，但不宜过食尔。

梨

附方

消渴饮水。用香水梨（或鹅梨或江南雪梨皆可）取汁以蜜汤熬成瓶收。无时以热水或冷水调服，愈乃止。（《普济方》）

卒得咳嗽。崔元亮《海上方》：用好梨去核，捣汁一碗，入椒四十粒，煎一沸去滓，纳黑饧一大两，消讫，细细含咽立定。（颂）

暗风失音。生梨，捣汁一盏饮之，日再服。（《食疗本草》）

小儿风热（昏懵躁闷，不能食）。用消梨三枚切破，以水二升，煮取汁一升，入粳米一合，煮粥食之。（《圣惠方》）

赤眼肿痛。鹅梨一枚（捣汁），黄连末半两，腻粉一字，和匀绵裹浸梨汁中，日日点之。（《圣惠》）

反胃转食（药物不下）。用大雪梨一个，以丁香十五粒刺入梨内，湿纸包四五重，煨熟食之。（《总录》）

山 楂

《唐本草》

释名 赤爪子、鼠楂、猴楂、茅楂。〔时珍曰〕山楂味似楂子，故亦名楂。

集解 〔时珍曰〕赤爪、棠梂、山楂，一物也。古方罕用，故《唐本》虽有赤爪，后人不知即此也。自丹溪朱氏始著山楂之功，而后遂为要药。

实

【气味】酸，冷，无毒。

【主治】煮汁服，止水痢。沐头洗身，治疮痒。（《唐本》）

煮汁洗漆疮，多瘥。（弘景）

治腰痛有效。（苏颂）

消食积，补脾，治小肠疝气，发小儿疮疹。（吴瑞）

健胃，行结气。治妇人产后儿枕痛，恶露不尽，煎汁入砂糖服之，立效。（震亨）

化饮食，消内积癥瘕，痰饮痞

满吞酸，滞血痛胀。（时珍）

化血块气块，活血。（宁原）

【发明】〔震亨曰〕山楂大能克化饮食。若胃中无食积，脾虚不能运化，不思食者，多服之，则反克伐脾胃生发之气也。

〔时珍曰〕凡脾弱食物不克化，胸腹酸刺胀闷者，于每食后嚼二三枚，绝佳。但不可多用，恐反克伐也。按《物类相感志》言：煮老鸡、硬肉，入山楂数颗即易烂。则其消肉积之功，益可推矣。

山楂

子、鹿茸（炙）等分，为末，蜜丸梧子大。每服百丸，日二服。

【主治】吞之，化食磨积，治癫疝。（时珍）

附方

偏坠疝气。山棠梂肉、茴香（炒）各一两为末，糊丸梧子大。每服一百丸，空心白汤下。（《卫生易简方》）

老人腰痛（及腿痛）。用棠梂

附方

难产。山楂核七七粒，百草霜为衣，酒吞下。（《海上方》）

橘

《本经》上品

释名 〔时珍曰〕橘，从矞（音鹬），谐声也。又云，五色为庆，二色为矞。橘实外赤内黄，剖之香雾纷郁，有似乎矞云。橘之从矞，又取此意也。

集解 〔时珍曰〕夫橘、柚、柑三者相类而不同。橘实小，其瓣味微酢，其皮薄而红，味辛而苦。柑大于橘，其瓣味甘，其皮稍厚而黄，味辛而甘。柚大小皆如橙，其瓣味酢，其皮最厚而黄，味甘而不甚辛。

【气味】甘、酸，温，无毒。

【主治】甘者润肺，酸者聚痰。（藏器）

【发明】〔时珍曰〕橘皮下气消痰，其肉生痰聚饮，表里之异如此，凡物皆然。今人以蜜煎橘充果食甚佳，亦可酱菹也。

橘

柚

《日华》

释名 条、壶柑、臭橙、朱栾。〔时珍曰〕柚，色油然，其状如卣，故名。壶亦象形。今人呼其黄而小者为蜜筒，正此意也。其大者谓之朱栾，亦取团栾之象。最大者谓之香栾。

集解 〔恭曰〕柚皮厚味甘，不似橘皮薄味辛而苦。其肉亦如橘，有甘有酸，酸者名壶柑。今俗人谓橙为柚，非矣。案《吕氏春秋》云：果之美者，江浦之橘，云梦之柚。郭璞云：柚出江南，似橙而实酢，大如橘。《禹贡》云：扬州厥包橘、柚。孔安国云：小曰橘，大曰柚，皆为柑也。

〔颂曰〕闽中、岭外、江南皆有柚，比橘黄白色而大。襄、唐间柚，色青黄而实小。其味皆酢，皮厚，不堪入药。

〔时珍曰〕柚，树、叶皆似橙。其实有大、小二种：小者如柑如橙；大者如瓜如升，有围及尺余者，亦橙之类也。今人呼为朱栾，形色圆正，都类柑、橙。但皮厚而粗，其味甘，其气臭，其瓣坚而酸恶不可食，其花甚香。

【气味】酸，寒，无毒。

【主治】消食，解酒毒，治饮酒人口气，去肠胃中恶气，疗妊妇不思食口淡。（《大明》）

柚

皮

【气味】甘、辛，平，无毒。

【主治】下气。宜食，不入药。
（弘景）

叶

【主治】头风痛，同葱白捣，
贴太阳穴。（时珍）

花

【主治】蒸麻油作香泽面脂，长
发润燥。（时珍）

附方

痰气咳嗽。用香栾去核切，
砂瓶内浸酒，封固一夜，煮烂，
蜜拌匀，时时含咽。

枣

《本经》上品

释名 〔时珍曰〕按陆佃《埤雅》云：大曰枣，小曰棘。棘，酸枣也。

 集解 〔《别录》曰〕枣生河东平泽。

〔弘景曰〕世传河东猗氏县枣特异。今青州出者形大而核细，多膏甚甜。郁州互市者亦好，小不及耳。江东临沂、金城枣形大而虚，少脂，好者亦可用之。南枣大恶，不堪啖。

〔颂曰〕近北州郡皆出枣，唯青州之种特佳。晋州、绛州者虽大，而不及青州肉厚也。江南出者，坚燥少脂。今园圃种莳者，其种甚多。美者有水菱枣、御枣之类，皆不堪入药，盖肌肉轻虚故也。南郡人煮而曝干，皮薄而皱，味更甘于他枣，谓之天蒸枣，亦不入药。

〔宗奭曰〕大枣先青州，次晋州，皆可晒曝入药，益脾胃。余者止可充食用耳。青州人以枣去皮核，焙干为枣圈，以为奇果。有御枣，甘美轻脆，后众枣熟而易生虫，今人所谓扑落酥者是也。又有牙枣，先众枣熟，亦甘美，微酸而尖长。二枣皆可啖，不堪收曝。

〔时珍曰〕枣木赤心有刺。四月生小叶，尖觥光泽。五月开小花，白色微青。南北皆有，唯青、晋所出者肥大甘美，入药为良。其类甚繁，《尔雅》所载之外，郭义恭《广志》有狗牙、鸡心、牛头、羊矢、狝猴、细腰、赤心、三星、骈白之名，又有木枣、氐枣、桂枣、夕枣、灌枣、墟枣、蒸枣、白枣、棠枣，及安邑、信都诸枣。谷城紫枣长二寸，羊角枣长三寸。密云所出小枣，脆润核细，味亦甘美，皆可充果食，不堪入药。入药须用青州及晋地晒干大枣为良。

大枣

【释名】干枣、美枣、良枣。

【气味】甘，平，无毒。

【主治】心腹邪气，安中，养脾气，平胃气，通九窍，助十二经，补少气、少津液、身中不足，大惊四肢重，和百药。久服轻身延年。(《本经》)

补中益气，坚志强力，除烦闷，疗心下悬，除肠澼。久服不饥神仙。(《别录》)

润心肺，止嗽，补五脏，治虚损，除肠胃癖气。和光粉烧，治疳痢。(《大明》)

和阴阳，调荣卫，生津液。(李杲)

【发明】〔弘景曰〕道家方药，以枣为佳饵。其皮利，肉补虚，所以合汤皆擘之也。

〔杲曰〕大枣气味俱厚，阳也。温以补不足，甘以缓阴血。

〔成无己曰〕邪在营卫者，辛甘以解之。故用姜、枣以和营卫，生发脾胃升腾之气。张仲景治奔豚，用大枣滋脾土以平肾气也。治水饮胁痛有十枣汤，益土而胜水也。

〔震亨曰〕枣属土而有火，味甘性缓。甘先入脾，补脾者未尝用甘。故今人食甘多者，脾必受病也。

〔时珍曰〕《素问》言枣为脾之果，脾病宜食之。谓治病和药，枣为脾经血分药也。若无故频食，则生虫损齿，贻害多矣。

附方

调和胃气。以干枣去核，缓火逼燥为末。量多少入少生姜末，白汤点服。调和胃气甚良。(《衍义》)

小肠气痛。大枣一枚去核，用斑蝥一枚去头、足、翅，入枣内，纸包煨熟，去蝥食枣，以桂心、荜澄茄汤下。(《直指》)

伤寒热病（后口干咽痛，喜唾）。大枣二十枚，乌梅十枚，捣入蜜丸。含如杏核大，咽汁甚效。(《千金方》)

妊娠腹痛。大红枣十四枚，烧焦为末，以小便服之。(《梅师》)

大便燥塞。大枣一枚去核，入轻粉半钱缚定，煨熟食之，仍以枣汤送下。(《直指》)

烦闷不眠。大枣十四枚，葱白七茎，水三升，煮一升，顿服。(《千金》)

上气咳嗽。治伤中筋脉急，上气咳嗽者。用枣二十枚去核，以酥四两微火煎，入枣肉中泣尽酥，取收之。常含一枚，微微咽

之取瘥。(《圣惠方》)

肺疽吐血。因啖辛辣、热物致伤者。用红枣(连核烧存性)、百药煎(煅过)等分,为末。每服二钱,米饮下。(《三因》)

耳聋鼻塞(不闻音声、香臭者)。取大枣十五枚(去皮核),蓖麻子三百枚(去皮),和捣。绵裹塞耳、鼻,日一度。三十余日,闻声及香臭也。先治耳,后治鼻,不可并塞。(孟诜《食疗》)

久服香身。用大枣肉和桂心、白瓜仁、松树皮为丸,久服之。(《食疗本草》)

走马牙疳。新枣肉一枚,同黄柏烧焦为末,油和敷之。若加砒少许更妙。(王氏《博济》)

诸疮(久坏不愈者)。枣膏三升,煎水频洗,取愈。(《千金》)

痔疮疼痛。大肥枣一枚剥去皮,取水银掌中,以唾研令极熟,敷枣瓤上,纳入下部,良。(《外台》)

下部虫痒。蒸大枣取膏,以水银和捻,长三寸,以绵裹,夜纳下部中,明日虫皆出也。(《肘后方》)

枣

三岁陈枣核中仁

【气味】燔之,苦,平,无毒。

【主治】恶气卒疰忤。(孟诜)

核烧研,掺胫疮良。(时珍)

【发明】〔时珍曰〕按《刘根别传》云:道士陈孜如痴人,江夏袁仲阳敬事之。孜曰:今春当有疾,可服枣核中仁二十七枚。后果大病,服之而愈。又云:常服枣仁,百邪不复干也。仲阳服之有效,则枣果有治邪之说矣。又《道书》云:常含枣核治气,令口行津液,咽之佳。谢承《后汉书》亦云:孟节能含枣核,不食可至十年也。此皆藉枣以生津受气,而咽之又能达黄宫,以交离坎之义耳。

叶

【气味】甘，温，微毒。

【主治】覆麻黄，能令出汗。（《本经》）

和葛粉，揩热痱疮，良。（《别录》）

治小儿壮热，煎汤浴之。（《大明》）

附方

小儿伤寒（五日已后热不退）。用枣叶半握，麻黄半两，葱白、豆豉各一合，童子小便二钟，煎一钟，分二服，取汗。（《总录》）

反胃呕哕。干枣叶一两，藿香半两，丁香二钱半，每服二钱，姜三片，水一盏煎服。（《圣惠方》）

木心

【气味】甘，涩，温，有小毒。

【主治】中蛊腹痛，面目青黄，淋露骨立。锉取一斛，水淹三寸，煮至二斗澄清，煎五升，旦服五合，取吐即愈。又煎红水服之，能通经脉。（时珍）

根

【主治】小儿赤丹从脚跌起，煎汤频浴之。（时珍）

附方

令发易长。取东行枣根三尺，横安甑上蒸之，两头汗出，收取敷发，即易长。（《圣惠方》）

皮

【主治】同老桑树皮，并取北向者，等分，烧研。每用一合，井水煎，澄取清，洗目。一月三洗，昏者复明。忌荤、酒、房事。（时珍）

栗

《别录》上品

■释名 〔时珍曰〕栗，《说文》作槀，从卤（音条），象花实下垂之状也。梵书名笃迦。

■集解 〔时珍曰〕栗但可种成，不可　移栽。

实

【气味】咸，温，无毒。

【主治】益气，厚肠胃，补肾气，令人耐饥。（《别录》）

疗筋骨断碎，肿痛瘀血，生嚼涂之，有效。（苏恭）

栗

杨 梅

宋《开宝》

释名 朹子（音求）。〔时珍曰〕其形如水杨子而味似梅，故名。段氏《北户录》名朹子。扬州人呼白杨梅为圣僧。

集解 〔志曰〕杨梅生江南、岭南山谷。树若荔枝树，而叶细阴青。子形似水杨子，而生青熟红，肉在核上，无皮壳。四月、五月采之。南人腌藏为果，寄至北方。

〔时珍曰〕杨梅树叶如龙眼及紫瑞香，冬月不凋。二月开花结实，形如楮实子，五月熟，有红、白、紫三种，红胜于白，紫胜于红，颗大则核细，盐藏、蜜渍、糖收皆佳。东方朔《林邑记》云：邑有杨梅，其大如杯碗，青时极酸，熟则如蜜。用以酿酒，号为梅香酎，甚珍重之。赞宁《物类相感志》云：桑上接杨梅则不酸。杨梅树生癞，以甘草钉钉之则无。皆物理之妙也。

杨梅

实

【气味】酸、甘，温，无毒。

【主治】盐藏食，去痰止呕哕，消食下酒。干作屑，临饮酒时服方寸匕，止吐酒。（《开宝》）

止渴，和五脏，能涤肠胃，除烦愦恶气。烧灰服，断下痢甚验。盐者常含一枚，咽汁，利五脏下气。（诜）

附方

头风作痛。杨梅为末，每食后薄荷茶服二钱。或以消风散同煎服。或同捣末，以白梅肉和，丸弹子大，每食后葱茶嚼下一丸。（朱氏《集验》）

一切损伤（止血生肌，令无瘢痕）。用盐藏杨梅和核捣如泥，做成挺子，以竹筒收之。凡遇破伤，研末敷之，神圣绝妙。（《经验方》）

核 仁

【主治】脚气。（时珍）

树 皮 及 根

【主治】煎汤，洗恶疮疥癣。

（《大明》）

煎水，漱牙痛。服之，解砒毒。烧灰油调，涂汤火伤。（时珍）

附方

中砒毒。心腹绞痛，欲吐不吐，面青肢冷。用杨梅树皮煎汤二三碗，服之即愈。（王硕《易简方》）

风虫牙痛。《普济方》：用杨梅根（皮厚者，焙）一两，川芎藭五钱，麝香少许，研末。每用半钱，鼻内嗅之，口中含水，涎出痛止。《摘要方》：用杨梅根皮、韭菜根、厨案上油泥等分捣匀，贴于两腮上，半时辰，其虫从眼角出也。屡用有效之方。

柿

《别录》中品

集解〔颂曰〕柿南北皆有之，其种亦多。红柿所在皆有。黄柿生汴、洛诸州。朱柿出华山，似红柿而圆小，皮薄可爱，味更甘珍。椑柿色青，可生啖。诸柿食之皆美而益人。又有一种小柿，谓之软枣，俗呼为牛奶柿。世传柿有七绝：一多寿，二多阴，三无鸟巢，四无虫蠹，五霜叶可玩，六嘉宾，七落叶肥滑，可以临书也。

〔时珍曰〕柿高树大叶，圆而光泽。四月开小花，黄白色。结实青绿色，八、九月乃熟。生柿置器中自红者谓之烘柿，日干者谓之白柿，火干者谓之乌柿，水浸藏者谓之醂柿。其核形扁，状如木鳖子仁而硬坚。其根甚固，谓之柿盘。案《事类合璧》云：柿，朱果也。大者如碟，八棱稍扁；其次如拳；小或如鸡子、鸭子、牛心、鹿心之状。一种小而如坏二钱者，谓之猴枣。皆以核少者为佳。

烘 柿

【气味】甘，寒，涩，无毒。

【主治】通耳鼻气，治肠澼不足。解酒毒，压胃间热，止口干。（《别录》）

续经脉气。（诜）

【发明】〔藏器曰〕饮酒食红柿，令人易醉或心痛欲死。《别录》言解酒毒，失之矣。

白 柿 柿 霜

【气味】甘，平，涩，无毒。

【主治】补虚劳不足，消腹中宿血，涩中厚肠，健脾胃气。（诜）

开胃涩肠，消痰止渴，治吐血，润心肺，疗肺痿心热咳嗽，润声喉，杀虫。（《大明》）

霜：清上焦心肺热，生津止渴，化痰宁嗽，治咽喉口舌疮痛。（时珍）

【发明】〔震亨曰〕干柿属金而有土，属阴而有收意。故止血治咳，亦可为助也。

〔时珍曰〕柿乃脾、肺血分之果也。其味甘而气平，性涩而能收，故有健脾涩肠、治嗽止血之功。盖大肠者，肺之合而胃之子也。真正柿霜，乃其精液，入肺病上焦药尤佳。

附方

热淋涩痛。干柿、灯心等分，水煎日饮。（朱氏方）

小儿秋痢。以粳米煮粥，熟时入干柿末，再煮三两沸食之。奶母亦食之。（《食疗》）

反胃吐食。干柿三枚，连蒂捣烂，酒服甚效。切勿以他药杂之。

腹薄食减（凡男女脾虚腹薄，食不消化，面上黑点者）。用干柿三斤，酥一斤，蜜半斤，以酥、蜜煎匀，下柿煮十余沸，用不津器贮之。每日空腹食三五枚，甚良。（孟诜《食疗》）

痰嗽带血。青州大柿饼，饭上蒸熟批开。每用一枚，掺真青黛一钱，卧时食之，薄荷汤下。（《丹溪纂要》）

产后咳逆（气乱心烦）。用干柿切碎，水煮汁呷。（《产宝》）

妇人蒜发。干柿五枚，以茅香（煮熟）、枸杞子（酒浸，焙研）各等分，捣丸梧子大。每

服五十丸，茅香汤下，日三。（《普济》）

鼻窒不通。干柿同粳米煮粥，日食。（《圣济》）

耳聋鼻塞。干柿三枚细切，以粳米三合，豆豉少许煮粥，日日空心食之。（《圣惠》）

臁胫烂疮。用柿霜、柿蒂等分烧研，敷之甚效。（笔峰《杂兴》）

乌柿

【气味】甘，温，无毒。

【主治】杀虫，疗金疮、火疮，生肉止痛。（《别录》）

治狗啮疮，断下痢。（弘景）

服药口苦及呕逆者，食少许即止。（藏器）

柿糕

【主治】作饼及糕与小儿食，治秋痢。（诜）

黄柿和米粉作糗蒸，与小儿食，止下痢、下血有效。（藏器）

柿蒂

【气味】涩，平，无毒。

【主治】咳逆哕气，煮汁服。（诜）

【发明】〔震亨曰〕人之阴气，依胃为养。土伤则木挟相火，直冲清道而上作咳逆。古人以为胃寒，概用丁香、柿蒂，不知其孰为补虚，孰为降火？不能清气利痰，唯有助火而已。

〔时珍曰〕咳逆者，气自脐下冲脉直上至咽膈，作呃忒寒逆之声也。朱肱《南阳书》以哕为咳逆，王履《溯洄集》以咳嗽为咳逆，皆误矣。哕者干哕有声也。咳逆有伤寒吐下后，及久病产后，老人虚人，阴气大亏，阳气暴逆，自下焦逆至上焦而不能出者。有伤寒失下，及平人痰气抑遏而然者。当视其虚实阴阳，或温或补，或泄热，或降气，或吐或下可也。古方单用柿蒂煮汁饮之，取其苦温能降逆气也。

柿

木 皮

【主治】下血。晒焙研末，米饮服二钱，两服可止。（颂）

汤火疮，烧灰，油调敷。（时珍）

根

【主治】血崩，血痢，下血。（时珍）

附方

咳逆不止。《济生》柿蒂散：治咳逆胸满。用柿蒂、丁香各二钱，生姜五片，水煎服。或为末，白汤点服。洁古加人参一钱，治虚人咳逆。《三因》加良姜、甘草等分。《卫生宝鉴》加青皮、陈皮。王氏《易简》加半夏、生姜。

银 杏

《日用》

释名 白果、鸭脚子。〔时珍曰〕原生江南，叶似鸭掌，因名鸭脚。宋初始入贡，改呼银杏，因其形似小杏而核色白也。今名白果。梅尧臣诗："鸭脚类绿李，其名因叶高。"欧阳修诗"绛囊初入贡，银杏贵中州"，是矣。

集解〔时珍曰〕银杏生江南，以宣城者为胜。树高二三丈。叶薄纵理，俨如鸭掌形，有刻缺，面绿背淡。二月开花成簇，青白色，二更开花，随即卸落，人罕见之。一枝结子百十，状如楝子，经霜乃熟烂，去肉取核为果。其核两头尖，三棱为雄，二棱为雌。其仁嫩时绿色，久则黄。须雌雄同种，其树相望，乃结实；或雌树临水亦可；或凿一孔，内雄木一块，泥之，亦结。阴阳相感之妙如此。其树耐久，肌理白腻。术家取刻符印，云能召使也。

核 仁

【气味】甘、苦，平，涩，无毒。

【主治】生食引疳解酒，熟食益人。（李鹏飞）

熟食温肺益气，定喘嗽，缩小便，止白浊。生食降痰，消毒杀虫。嚼浆涂鼻面手足，去皶疱皯黯皴皱，及疥癣疳蟨阴虱。（时珍）

【发明】〔时珍曰〕银杏宋初始著名，而修本草者不收。近时方药亦时用之。其气薄味厚，性涩而收，色白属金。故能入肺经，益肺气，定喘嗽，缩小便。生捣能浣油腻，则其去痰浊之功，可类推矣。其花夜开，人不得见，盖阴毒之物，故又能杀虫消毒。然食多则收令太过，令人气壅胪胀昏顿。

银杏

附方

寒嗽痰喘。白果七个煨熟，以熟艾作七丸，每果入艾一丸，纸包再煨香，去艾吃。（《秘韫》方）

哮喘痰嗽。鸭掌散。用银杏五个，麻黄二钱半，甘草（炙）二钱，水一钟半，煎八分，卧时服。又金陵一铺治哮喘，白果定喘汤，服之无不效者，其人以此起家。其方：用白果二十一个（炒黄），麻黄三钱，苏子二钱，款冬花、法制半夏、桑白皮（蜜炙）各二钱，杏仁（去皮尖）、黄芩（微炒）各一钱半，甘草一钱，水三钟，煎二钟，随时分作二服。不用姜。（《摄生方》）

咳嗽失声。白果仁四两，白茯苓、桑白皮二两，乌豆半升（炒），沙蜜半斤。煮熟日干为末，以乳汁半碗拌湿，九蒸九晒，丸如绿豆大。每服三五十丸，白汤下，神效。（余居士方）

赤白带下（下元虚惫）。白

果、莲肉、江米各五钱，胡椒一钱半，为末。用乌骨鸡一只，去肠盛药，瓦器煮烂，空心食之。（《集简方》）

牙齿虫蛋。生银杏，每食后嚼一二个，良。（《永类钤方》）

鼻面酒齄。银杏、酒浮糟同嚼烂，夜涂旦洗。（《医林集要》）

头面癣疮。生白果仁切断，频擦取效。（邵氏《经验方》）

下部疳疮。生白果杵，涂之。（赵原阳）

阴虱作痒。阴毛际肉中生虫如虱，或红或白，痒不可忍者。白果仁嚼细，频擦之，取效。（刘长春方）

乳痈溃烂。银杏半斤，以四两研酒服之，以四两研敷之。（《救急易方》）

水疔暗疔。水疔色黄，麻木不痛；暗疔疮凸色红，使人昏狂。并先刺四畔，后用银杏（去壳）浸油中年久者，捣盦之。（《普济方》）

榛

释名〔时珍曰〕关中甚多此果。关中，秦地也。榛之从秦，盖取此意。

集解〔时珍曰〕按陆机《诗疏》云：榛有两种：一种大小枝叶皮树皆如栗，而子小，形如橡子，味亦如栗，枝茎可以为烛，一种高丈余，枝叶如木蓼，子作胡桃味，辽、代、上党甚多，久留亦易油坏者也。

仁

【气味】甘，平，无毒。

【主治】益气力，实肠胃，令人不饥，健行。（《开宝》）

止饥，调中开胃，甚验。（《大明》）

榛

荔枝

释名离枝、丹荔。〔时珍曰〕司马相如《上林赋》作离支。按白居易云：若离本枝，一日色变，三日味变。则离支之名，又或取此义也。

集解〔时珍曰〕荔枝炎方之果，性最畏寒，易种而根浮。其木甚耐久，有经数百年犹结实者。其实生时肉白，干时肉红。日晒火烘，卤浸蜜煎，皆可致远。成朵晒干者谓之荔锦。

实

【气味】甘，平，无毒。

【主治】止渴，益人颜色。（《开宝》）

食之止烦渴，头重心躁，背膊劳闷。（李珣）

治瘰疬瘤赘，赤肿疔肿，发小儿痘疮。（时珍）

【发明】〔震亨曰〕荔枝属阳，主散无形质之滞气，故消瘤赘赤肿者用之。苟不明此，虽用之无应。

附方

痘疮不发。荔枝肉浸酒饮，

荔枝

并食之。忌生冷。（闻人规《痘疹论》）

风牙疼痛。用荔枝连壳烧存性，研末，擦牙即止。（《普济》）

呃逆不止。荔枝七个，连皮核烧存性，为末。白汤调下，立止。（杨拱《医方摘要》）

核

【气味】甘，温，涩，无毒。

【主治】心痛、小肠气痛，以一枚煨存性，研末，新酒调服。（宗奭）

【发明】〔时珍曰〕荔枝核入厥阴，行散滞气，其实双结而核肖睾丸，故其治癫疝卵肿，有述类象形之义。

附方

脾痛不止。荔枝核为末，醋服二钱。数服即愈。（《卫生易简方》）

妇人血气（刺痛）。用荔枝核（烧存性）半两，香附子（炒）一两，为末。每服二钱，盐汤、米饮任下。名蠲痛散。（《妇人良方》）

壳

【主治】痘疮出不爽快，煎汤饮之。又解荔枝热，浸水饮。（时珍）

附方

赤白痢。荔枝壳、橡斗壳

（炒）、石榴皮（炒）、甘草（炙）各等分。每以半两，水一盏半，煎七分，温服，日二服。（《普济方》）

花及皮根

【主治】喉痹肿痛，用水煮汁。细细含咽，取瘥止。（苏颂）

龙 眼

《本经》中品

释名 龙目、圆眼、益智。〔时珍曰〕龙眼、龙目，象形也。

集解 〔时珍曰〕龙眼正圆，《别录》、苏恭比之槟榔，殊不类也。其木性畏寒，白露后方可采摘，晒焙令干，成朵干者名龙眼锦。

龙眼

实

【气味】甘，平，无毒。

【主治】五脏邪气，安志厌食。久服强魂聪明，轻身不老，通神明。（《本经》）

开胃益脾，补虚长智。（时珍）

【发明】〔时珍曰〕食品以荔枝为贵，而资益则龙眼为良。盖荔枝性热，而龙眼性和平也。（严用和《济生方》）

核

【主治】狐臭。六枚，同胡椒

二七枚研，遇汗出即擦之。（时珍）

附方

归脾汤。治思虑过度，劳伤心脾，健忘怔忡，虚烦不眠，自汗惊悸。用龙眼肉、酸枣仁（炒）、黄芪（炙）、白术（焙）、茯神各一两，木香半两，炙甘草二钱半，㕮咀。每服五钱，姜三片，枣一枚，水二钟，煎一钟。温服。（《济生方》）

安石榴

《别录》下品

释名 若榴、丹若、金罂。〔时珍曰〕榴者，瘤也，丹实垂垂如赘瘤也。《博物志》云：汉张骞出使西域，得涂林安石国榴种以归，故名安石榴。

集解〔弘景曰〕石榴花赤可爱，故人多植之，尤为外国所重。有甜、酢二种，医家唯用酢者之根、壳。榴子乃服食者所忌。

〔宗奭曰〕石榴有酸、淡二种，旋开单叶花，旋结实，实中子红，孙枝甚多，秋后经霜，则自坼裂。一种子白，莹澈如水晶者，味亦甘，谓之水晶石榴。唯酸石榴入药，须老木所结，收留陈久者乃佳。

〔时珍曰〕榴五月开花，有红、黄、白三色。单叶者结实，千叶者不结实，或结亦无子也。实有甜、酸、苦三种。《抱朴子》言苦者出积石山，或云即山石榴也。

甘石榴

【气味】甘、酸，温，涩，无毒。

【主治】咽喉燥渴。（《别录》）

能理乳石毒。（段成式）

制三尸虫。（时珍）

酸石榴

【气味】酸，温，涩，无毒。

【主治】赤白痢腹痛，连子捣汁，顿服一枚。（孟诜）

止泻痢崩中带下。（时珍）

【发明】〔时珍曰〕榴受少阳之气，而荣于四月，盛于五月，实于盛夏，熟于深秋。丹花赤实，其味甘酸，其气温涩，具木火之象。故多食损肺、齿而生痰涎。酸者则兼收敛之气，故入断下、崩中之药。或云白榴皮治白痢，红榴皮治红痢，亦通。

安石榴

附方

肠滑久痢。黑神散：用酸石榴一个煅烟尽，出火毒一夜，研末，仍以酸榴一块煎汤服，神效无比。久泻不止。方同上。（并《普济方》）

小便不禁。酸石榴烧存性（无则用枝烧灰代之），每服二钱，用柏白皮（切，焙）四钱，煎汤一盏，入榴灰再煎至八分，空心温服，晚再服。（《圣惠》）

捻须令黑。酸石榴结成时，就东南枝上拣大者一个，顶上开一孔，内水银半两于中，原皮封之，麻扎定，牛屎封护，待经霜摘下，倾出壳内水，以鱼鳔笼指蘸水捻须，久久自黑也。（《普济方》）

酸榴皮

【气味】同实。

【主治】止下痢漏精。（《别录》）

治筋骨风，腰脚不遂，行步挛急疼痛，涩肠。取汁点目，止泪下。（权）

煎服，下蛔虫。（藏器）

止泻痢，下血脱肛，崩中带下。（时珍）

附方

赤白痢下（腹痛，食不消化者）。《食疗本草》：用醋榴皮炙黄为末，枣肉或粟米饭和，丸梧子大。每空腹米饮服三十丸，日三服，以知为度。如寒滑，加附子、赤石脂各一倍。《肘后方》：用皮烧存性，为末。每米饮服方寸匕，日三服，效乃止。

粪前有血（令人面黄）。用酢石榴皮（炙），研末。每服二钱，用茄子枝煎汤服。（孙真人方）

肠滑久痢。神妙无比方也。用石榴一个劈破，炭火簇烧存性，出火毒，为末。每服一钱，别以酸石榴一瓣，水一盏，煎汤调服。（《经验方》）

久痢久泻。陈石榴皮酢者，焙研细末。每服二钱，米饮下。

患二三年或二三月，百方不效者，服之便止，不可轻忽之也。（《普济方》）

食榴损齿。石榴黑皮炙黄研末，枣肉和，丸梧子大。每日空腹三丸，白汤下，日二服。（《普济》）

丁肿恶毒。以针刺四畔，用榴皮着疮上，以面围四畔灸之，以痛为度。仍内榴末敷上急裹，经宿连根出也。（《肘后百一方》）

脚肚生疮。初起如粟，搔之渐开，黄水浸淫，痒痛溃烂，遂致绕胫而成痼疾。用酸榴皮煎汤冷定，日日扫之，取愈乃止。（《医学正宗》）

酸榴东行根

【气味】同皮。

【主治】蛔虫、寸白。（《别录》）

止涩泻痢、带下，功与皮同。（时珍）

附方

女子经闭（不通）。用酢榴根东生者一握炙干，水二大盏，浓煎一盏，空心服之。未通再服。（《斗门》）

榴 花

【主治】阴干为末，和铁丹服，一年变白发如漆。（藏器）

附方

金疮出血。榴花半斤，石灰一升，捣和阴干。每用少许敷之，立止。（崔元亮方）

鼻出衄血。酢榴花二钱半，黄蜀葵花一钱，为末。每服一钱，水一盏，煎服，效乃止。（《圣济录》）

槟　榔

《别录》中品

释名　宾门、仁频。〔时珍曰〕宾与郎皆贵客之称。稽含《南方草木状》言：交、广人凡贵胜族客，必先呈此果。若邂逅不设，用相嫌恨。则槟榔名义，盖取于此。

集解　〔时珍曰〕槟榔树初生若笋竿积硬，　　引茎直上。茎干颇似桄榔、椰子而有节，旁无枝柯，条从心生。端顶有叶如甘蕉，条派开破，风至则如羽扇扫天之状。三月叶中肿起一房，因自坼裂，出穗凡数百颗，大如桃李。又生刺重累于下，以护卫其实。五月成熟，剥去其皮，煮其肉而干之。皮皆筋丝，与大腹皮同也。

槟榔子

【气味】苦、辛，温，涩，无毒。

【主治】治腹胀，生捣末服，利水谷道。敷疮，生肌肉止痛。烧灰，敷口吻白疮。（苏恭）

宣利五脏六腑壅滞，破胸中气，下水肿，治心痛积聚。（甄权）

除一切风，下一切气，通关节，利九窍，补五劳七伤，健脾调中，除烦，破癥结。（《大明》）

主奔豚膀胱诸气，五膈气，风冷气，脚气，宿食不消。（李珣）

治冲脉为病，气逆里急。（好古）

治泻痢后重，心腹诸痛，大小便气秘，痰气喘急，疗诸疟，御瘴疠。（时珍）

【发明】〔元素曰〕槟榔味厚气轻，沉而降，阴中阳也。苦以破滞，辛以散邪，泄胸中至高之气，使之下行，性如铁石之沉重，能坠诸药至于下极，故治诸气、后重如神也。

〔时珍曰〕按罗大经《鹤林玉露》云：岭南人以槟榔代茶御瘴，其功有四：一曰醒能使之醉，盖食之久，则熏然颊赤，若饮酒然，苏东坡所谓"红潮登颊醉槟榔"也。二曰醉能使之醒，盖酒后嚼之，则宽气下痰，余醒顿解，朱晦庵所谓"槟榔收得为祛痰"也。三曰饥能使之饱。四曰饱能使之饥。盖空腹食之，则充然气盛如饱；饱后食之，则饮食快然易消。又且赋性疏通而不泄气，禀味严正而更有余甘，是有德故有是功也。

槟榔

附方

膀胱诸气。槟榔二枚,一生一熟,为末。酒煎服之,良。此太医秦鸣鹤方也。(《海药本草》)

脚气胀满(非冷非热,或老人、弱人病此)。用槟榔仁为末,以槟榔壳煎汁或茶饮、苏汤或豉汁调服二钱,甚利。(《外台秘要》)

大肠湿闷(肠胃有湿,大便秘塞)。大槟榔一枚,麦门冬煎汤磨汁温服。或以蜜汤调末二钱服,亦可。(《普济》)

大小便闷。槟榔为末,蜜汤调服二钱。或以童子小便、葱白同煎,服之亦良。(《普济方》)

小儿头疮。水磨槟榔,晒取粉,和生油涂之。(《圣惠方》)

椰 子

宋《开宝》

释名 越王头、胥余。〔时珍曰〕按嵇含《南方草木状》云:相传林邑王与越王有怨,使刺客乘其醉,取其首,悬于树,化为椰子,其核犹有两眼,故俗谓之越王头,而椰浆犹如酒也。此说虽谬,而俗传以为口实。南人称其君长为爷,则椰名盖取于爷义也。相如《上林赋》作胥余,或作胥耶。

集解 〔时珍曰〕椰子乃果中之大者。其树初栽时,用盐置根下则易发。木至斗大方结实,大者三四围,高五六丈,木似桄榔、槟榔之属,通身无枝。其叶在木顶,长四五尺,直耸指天,状如棕榈,势如凤尾。二月着花成穗,出于叶间,长二三尺,大如五斗器。仍连着实,一穗数枚,小者如瓜蒌,大者如寒瓜,长七八寸,径四五寸,悬着树端。六、七月熟,有粗皮包之。皮内有核,圆而黑润,甚坚硬,厚二三分。壳内有白肉瓤如凝雪,味甘美如牛乳。瓤肉空处,有浆数合,钻蒂倾出,清美如酒。若久者,则混浊不佳矣。其壳磨光,有斑缬点纹,横破之可作壶爵,纵破之可作瓢杓也。

椰子瓤

【气味】甘,平,无毒。

【主治】益气。(《开宝》)

食之不饥,令人面泽。(时珍,出《异物志》)

椰子浆

【气味】甘,温,无毒。

【主治】止消渴。涂头，益发令黑。（《开宝》）

【发明】〔震亨曰〕椰子生海南极热之地，土人赖此解夏月毒渴，天之生物，各因其材也。

椰 子 皮

【气味】苦，平，无毒。

【主治】止血，疗鼻衄，吐逆霍乱，煮汁饮之。（《开宝》）

治卒心痛，烧存性，研，以新汲水服一钱，极验。（时珍）

壳

【主治】杨梅疮筋骨痛。烧存

椰子

性，临时炒热，以滚酒泡服二三钱，暖覆取汗，其痛即止，神验。（时珍）

橄　榄

宋《开宝》

释名 青果、忠果、谏果。〔时珍曰〕橄榄名义未详。此果虽熟，其色亦青，故俗呼青果。

集解 〔时珍曰〕橄榄树高，将熟时以木钉钉之，或纳盐少许于皮内，其实一夕自落，亦物理之妙也。

实

【气味】酸、甘，温，无毒。

【主治】生啖、煮汁，能解诸毒。（苏颂）

开胃下气，止泻。（《大明》）

生津液，止烦渴，治咽喉痛。咀嚼咽汁，能解一切鱼、鳖毒。（时珍）

【发明】〔时珍曰〕按《名医录》云：吴江一富人，食鳜鱼被鲠，横在胸中，不上不下，痛声动邻里，半月余几死。忽遇渔人张九，令取橄榄与食。时无此果，以核研末，急流水调服，骨遂下而愈。张九云：我父老相传，橄榄木作取鱼棹篦，鱼触着即浮出，所以知鱼畏橄榄也。今人煮河豚、团鱼，皆用橄榄，乃知橄榄能治一切鱼、鳖之毒也。

附方

初生胎毒。小儿落地时，用橄榄一个（烧研），朱砂末五分和匀，嚼生脂麻一口，吐唾和

橄榄

药，绢包如枣核大，安儿口中，待咂一个时顷，方可与乳。此药取下肠胃秽毒，令儿少疾，及出痘稀少也。（孙氏《集效方》）

牙齿风疳（脓血有虫）。用橄榄烧研，入麝香少许，贴之。（《圣惠方》）

榄 仁

【气味】甘，平，无毒。

【主治】唇吻燥痛，研烂敷之。（《开宝》）

核

【气味】甘，涩，温，无毒。

【主治】磨汁服，治诸鱼骨鲠，及食鲙成积，又治小儿痘疮倒靥。烧研服之，治下血。（时珍）

附方

耳足冻疮。橄榄核烧研，油调涂之。（《乾坤生意》）

胡 椒

《唐本草》

▌**释名** 昧履支。〔时珍曰〕胡椒，因其辛辣似椒，故得椒名，实非椒也。

▌**集解** 〔时珍曰〕胡椒，今南番诸国及交趾、滇南、海南诸地皆有之。蔓生附树及作

棚引之。叶如扁豆、山药辈。正月开黄白花，结椒累累，缠藤而生，状如梧桐子，亦无核，生青熟红，青者更辣。四月熟，五月采收，曝干乃皱。今遍中国食品，为日用之物也。

实

【气味】辛，大温，无毒。

【主治】下气温中去痰，除脏腑中风冷。(《唐本》)

去胃口虚冷气，宿食不消，霍乱气逆，心腹卒痛，冷气上冲。(李珣)

调五脏，壮肾气，治冷痢，杀一切鱼、肉、鳖、蕈毒。(《大明》)

【发明】〔时珍曰〕胡椒大辛热，纯阳之物，肠胃寒湿者宜之。热病人食之，动火伤气，阴受其害。时珍自少嗜之，岁岁病目，而不疑及也。后渐知其弊，遂痛绝之，目病亦止。才食一二粒，即便昏涩。此乃昔人所未试者。盖辛走气，热助火，此物气味俱厚故也。病咽喉口齿者，亦宜忌之。近医每以绿豆同用，治病有效。盖豆寒椒热，阴阳配合得宜，且以豆制椒毒也。按张从正《儒门事亲》云：噎膈之病，或因酒得，或因气得，或因胃火。医氏不察，火里烧姜，汤中煮桂；

胡椒

丁香未已，豆蔻继之；荜茇未已，胡椒继之。虽曰和胃，胃本不寒；虽曰补胃，胃本不虚。况三阳既结，食必上潮，止宜汤丸小小润之可也。时珍窃谓此说虽是，然亦有食入反出、无火之证，又有痰气郁结、得辛热暂开之证，不可执一也。

附方

反胃吐食。戴原礼方：用胡椒醋浸，日干，如此七次，为末，酒糊丸梧子大。每服三四十丸，醋汤下。《圣惠方》：用胡椒七钱半，煨姜一两，水煎，分二服。

伤寒咳逆。日夜不止，寒气攻胃也。胡椒三十粒打碎，麝香半钱，酒一钟，煎半钟，热服。(《圣惠方》)

无花果

《食物》

释名 映日果、优昙钵、阿驵。〔时珍曰〕无花果凡数种，此乃映日果也。即广中所谓优昙钵，及波斯所谓阿驵也。

集解〔时珍曰〕无花果出扬州及云南，今吴、楚、闽、越人家，亦或折枝插成。枝柯如枇杷树，三月发叶如花构叶。五月内不花而实，实出枝间，状如木馒头，其内虚软。采以盐渍，压实令扁，日干充果食。熟则紫色，软烂甘味如柿而无核也。按《方舆志》云：广西优昙钵不花而实，状如枇杷。又段成式《酉阳杂俎》云：阿驵出波斯，拂林人呼为底珍树。长丈余，枝叶繁茂，叶有五丫如蓖麻，无花而实，色赤类椑柿，一月而熟，味亦如柿。二书所说，皆即此果也。

无花果

实

【气味】甘，平，无毒。

【主治】开胃，止泄痢。（汪颖）治五痔，咽喉痛。（时珍）

叶

【气味】甘、微辛，平，有小毒。

【主治】五痔肿痛，煎汤频熏洗之，取效。（震亨）

吴茱萸

《本经》中品

释名〔藏器曰〕茱萸南北总有，入药以吴地者为好，所以有吴之名也。〔时珍曰〕茱萸二字义未详。萸有俞、由二音。

集解〔《别录》曰〕吴茱萸生上谷川谷及冤句。九月九日采，阴干。陈久者良。

〔时珍曰〕茱萸枝柔而肥，叶长而皱，其实结于梢头，累累成簇而无核，与椒不同。一种粒大，一种粒小，小者入药为胜。《淮南·万毕术》云：井上宜种茱萸，叶落井中，人饮其水，无瘟疫。悬其子于屋，辟鬼魅。《五行志》云：舍东种白杨、茱萸，增年除害。

【气味】辛，温，有小毒。

【主治】温中下气，止痛，除湿血痹，逐风邪，开腠理，咳逆寒热。（《本经》）

利五脏，去痰冷逆气，饮食不消，心腹诸冷绞痛，中恶，心腹痛。（《别录》）

霍乱转筋，胃冷吐泻腹痛，产后心痛，治遍身痛痹刺痛，腰脚软弱，利大肠壅气，肠风痔疾，杀三虫。（甄权）

下产后余血，治肾气、脚气水肿，通关节，起阳健脾。（《大明》）

主痢，止泻，厚肠胃，肥健人。（孟诜）

治痞满塞胸，咽膈不通，润肝燥脾。（好古）

开郁化滞，治吞酸，厥阴痰涎头痛，阴毒腹痛，疝气血痢，喉舌口疮。（时珍）

【发明】〔颂曰〕段成式言椒气好下，茱萸气好上。言其冲膈，不可为服食之药，故多食冲眼又脱发也。

〔宗奭曰〕此物下气最速，肠虚人服之愈甚。

〔时珍曰〕茱萸辛热，能散能温；苦热，能燥能坚。故其所治之症，皆取其散寒温中、燥湿解郁之功而已。案朱氏《集验方》云：中丞常子正苦痰饮，每食饱或阴晴节变率同，十日一发，头疼背寒，呕吐酸汁，即数日伏枕不食，服药罔效。宣和初为顺昌司禄，于太守蔡达道席上，得吴仙丹方服之，遂不再作。每遇饮食过多腹满，服五七十丸便已。少顷小便作茱萸气，酒饮皆随小水而去。前后痰药甚众，无及此者。用吴茱萸（汤泡七次）、茯苓等分，为末，炼蜜丸梧子大。每熟水下五十丸。

上卷　图文全解《本草纲目》

附方

头风作痛。茱萸煎浓汤，以绵染，频拭发根良。（《千金翼方》）

呕涩头痛。吴茱萸汤：用茱萸一升，枣二十枚，生姜一大两，人参一两，以水五升，煎取三升。每服七合，日三服。（仲景方）

脚气冲心。吴茱萸、生姜擂汁饮，甚良。（孟诜方）

肾气上哕。肾气自腹中起，上筑于咽喉，逆气连属而不能出，或至数十声，上下不得喘息。此由寒伤胃脘，肾虚气逆，上乘于胃，与气相并。《难经》谓之哕。《素问》云：病深者，其声哕。宜服此方。如不止，灸期门、关元、肾俞穴。用吴茱萸（醋炒热）、橘皮、附子（去皮）各一两，为末，面糊丸梧子大。每姜汤下七十丸。（孙氏《仁存方》）

阴毒伤寒（四肢逆冷）。用茱萸一升，酒拌湿，绢袋二个，包蒸极热，更互熨足心。候气透，痛亦即止，累有效。（《圣惠方》）

中恶心痛。吴茱萸五合，酒三升，煮沸，分三服。（杨氏《产乳》）

心腹冷痛。方同上。（《千金》）

冷气腹痛。吴茱萸二钱擂烂，以酒一钟调之。用香油一杯，入锅煎热，倾茱酒入锅，煎一滚，取服立止。（唐瑶《经验方》）

脾元气痛（发歇不可忍）。

用茱萸一两，桃仁一两，和炒茱萸焦，去茱，取桃仁去皮尖研细，葱白三茎，煨熟，酒浸温服。（《经验方》）

寒疝往来。吴茱萸一两，生姜半两，清酒一升，煎温分服。（《肘后方》）

小儿肾缩（乃初生受寒所致）。用吴茱萸、硫黄各半两，同大蒜研，涂其腹。仍以蛇床子烟熏之。（《圣惠方》）

妇人阴寒（十年无子者）。用吴茱萸、川椒各一升，为末，炼蜜丸弹子大。绵裹内阴中，日再易之。但子宫开，即有子也。（《经心录》）

吴茱萸

食已吞酸（胃气虚冷者）。吴茱萸（汤泡七次，焙）、干姜（炮）等分，为末，汤服一钱。（《圣惠方》）

多年脾泄。老人多此，谓之水土同化。吴茱萸三钱泡过，入水煎汁，入盐少许，通口服。盖茱萸能暖膀胱，水道既清，大肠自固。他药虽热，不能分解清浊也。（孙氏《仁存方》）

脏寒泄泻（倦怠减食）。吴茱萸（汤泡过，炒），猪脏半条（去脂洗净），装满扎定，文火煮熟，捣丸梧子大。每服五十丸，米饮下，日二服。（《普济》）

下痢水泄。吴茱萸（泡，炒）、黄连（炒）各二钱，水煎服。未止再服。（《圣惠方》）

赤痢脐痛。茱萸合黑豆汤吞之。（《千金方》）

肠痔常血（下部痒痛如虫咬者）。掘地作坑烧赤，以酒沃之，捣茱萸二升入坑，乘热坐有孔板熏之，冷乃下。不过三四度愈。（《肘后方》）

产后盗汗（啬啬恶寒）。茱萸一鸡子大，酒三升，渍半日，煮服。（《千金翼》）

口疮口疳。茱萸末，醋调涂足心，一夕愈。（《集简方》）

牙齿疼痛。茱萸煎酒，含漱之。（孟诜《本草》）

小儿头疮。吴茱萸炒焦为末，入汞粉少许，猪脂、醋调涂之。（《圣惠方》）

小儿瘰疮（一名火灼疮，一名火烂疮）。茱萸煎酒，拭之良。（《兵部手集》）

痈疽发背（及发乳诸毒）。用吴茱萸一升，捣为末；用苦酒调涂帛上，贴之。（《外台秘要》）

阴下湿痒。吴茱萸煎汤，频洗取效。（《外台秘要》）

鱼骨入腹（刺痛不得出者）。吴茱萸水煮一盏，温服，其骨必软出。未出再服。（《外台秘要》）

蛇咬毒疮。用吴茱萸一两，为末，冷水和，作三服，立安。（《胜金方》）

叶

【气味】辛、苦，热，无毒。

【主治】霍乱下气，止心腹痛冷气。内外肾钓痛，盐碾罨之，神验，干即易。转筋者同艾捣，以醋

和罨之。（《大明》）

治大寒犯脑，头痛，以酒拌叶，袋盛蒸熟，更互枕熨之，痛止为度。（时珍）

枝

【主治】大小便卒关格不通，取南行枝，如手第二指中节，含之立下。（苏颂）

根及白皮

【气味】同叶。

【主治】治喉痹咳逆，止泄注，食不消，女子经产余血，疗白癣。（《别录》）

杀牙齿虫，止痛。（藏器）

治中恶腹中刺痛，下痢不禁，疗漆疮。（甄权）

附方

脾劳发热（有虫在脾中病，令人好呕者）。取东行茱萸根（大者）一尺，大麻子八升，橘皮二两，三物㕮咀，以酒一斗，浸一宿，微火薄暖之，绞去滓。平旦空腹服一升，取虫下，或死或半烂，或下黄汁。凡作药时，切忌言语。（《删繁方》）

葡 萄

《本经》上品

释名 蒲桃、草龙珠。〔时珍曰〕葡萄，《汉书》作蒲桃，可以造酒，人酺饮之，则酶然而醉，故有是名。其圆者名草龙珠，长者名马乳葡萄，白者名水晶葡萄，黑者名紫葡萄。《汉书》言，张骞使西域还，始得此种，而《神农本草》已有葡萄，则汉前陇西旧有，但未入关耳。

集解 〔《别录》曰〕葡萄生陇西、五原、敦煌山谷。

〔颂曰〕今河东及近汴州郡皆有之。苗作藤蔓而极长，太盛者一二本绵被山谷间。花极细而黄白色。其实有紫、白二色，有圆如珠者，有长似马乳者，有无核者，皆七月、八月熟，取汁可酿酒。

〔时珍曰〕葡萄，折藤压之最易生。春月萌苞生叶，颇似瓜蒌叶而有五尖。生须延蔓，引数十丈。三月开小花成穗，黄白色。仍连着实，星编珠聚，七、八月熟，有紫、白二色。西人及太原、平阳皆作葡萄干，货之四方。蜀中有绿葡萄，熟时色绿。云南所出者，大如枣，味尤长。西边有琐琐葡萄，大如五味子而无核。

实

【气味】甘，平，涩，无毒。

【主治】筋骨湿痹，益气倍力强志，令人肥健，耐饥忍风寒。久食，轻身不老延年。可作酒。（《本经》）

逐水，利小便。（《别录》）

除肠间水，调中治淋。（甄权）

时气痘疮不出，食之，或研酒饮，甚效。（苏颂）

【发明】〔颂曰〕按魏文帝诏群臣曰：蒲桃当夏末涉秋，尚有余暑，醉酒宿醒，掩露而食。甘而不饴，酸而不酢，冷而不寒，味长汁多，除烦解渴。又酿为酒，甘于麹蘖，善醉而易醒。他方之果，宁有匹之者乎？

葡萄

根 及 藤 叶

【气味】同实。

【主治】煮浓汁细饮，止呕哕及霍乱后恶心，孕妇子上冲心，饮之即下，胎安。（孟诜）

治腰脚肢腿痛，煎汤淋洗之，良。又饮其汁，利小便，通小肠，消肿满。（时珍）

附方

除烦止渴。生葡萄捣滤取汁，以瓦器熬稠，入熟蜜少许同收。点汤饮甚良。（《居家必用》）

热淋涩痛。葡萄（捣取自然汁）、生藕（捣取自然汁）、生地黄（捣取自然汁）、白沙蜜各五合。每服一盏，石器温服。（《圣惠方》）

胎上冲心。葡萄煎汤饮之，即下。（《圣惠方》）

附方

水肿。葡萄嫩心十四个，蝼蛄七个（去头尾），同研，露七日，曝干为末。每服半钱，淡酒调下。暑月尤佳。（洁古《保命集》）

猕猴桃

宋《开宝》

释名 猕猴梨、藤梨、阳桃、木子。〔时珍曰〕其形如梨，其色如桃，而猕猴喜食，故有诸名。闽人呼为阳桃。

集解〔宗奭曰〕今陕西永兴军南山甚多。枝条柔弱，高二三丈，多附木而生。其子十月烂熟，色淡绿，生则极酸。子繁细，其色如芥子。浅山傍道则有存者，深山则多为猴所食矣。

猕猴桃

 实

【气味】酸、甘，寒，无毒。

【主治】止暴渴，解烦热，压丹石，下石淋。（《开宝》）

调中下气，主骨节风，瘫缓不随，长年白发，野鸡内痔病。（藏器）

【主治】热壅反胃，和生姜汁服之。又下石淋。（藏器）

枝 叶

【主治】杀虫。煮汁饲狗，疗病疥。（《开宝》）

 藤 中 汁

【气味】甘，滑，寒，无毒。

芰 实

《别录》上品

释名 菱、水栗、沙角。〔时珍曰〕其叶支散，故字从支。其角棱峭，故谓之菱，而俗呼为菱角也。昔人多不分别，唯伍安贫《武陵记》以三角、四角者为芰，两角者为菱。

集解〔弘景曰〕芰实，庐、江间最多，皆取火燔以为米充粮，今多蒸暴食之。

〔颂曰〕菱，处处有之。叶浮水上，花黄白色，花落而实生，渐向水中乃熟。实有二种：一种四角，一种两角。两角中又有嫩皮而紫色者，谓之浮菱，食之尤美。江淮及山东人暴其实以为米，代粮。

〔时珍曰〕芰菱有湖泺处则有之。菱落泥中，最易生发。有野菱、家菱，皆三月生蔓延引。叶浮水上，扁而有尖，光面如镜。叶下之茎有股如虾股，一茎一叶，两两相差，如蝶翅状。五、六月开小白花，背日而生，昼合宵炕，随月转移。其实有数种：或三角、四角，或两角、无角。野菱自生湖中，叶、实俱小。其角硬直刺人，其色嫩青老黑。嫩时剥食甘美，老则蒸煮食之。野人曝干，剁米为饭为粥，为糕为果，皆可代粮。其茎亦可暴收，和米作饭，以度荒歉，盖泽农有利之物也。家菱种于陂塘，叶、实俱大，角软而脆，亦有两角弯卷如弓形者，其色有青、有红、有紫，嫩时剥食，皮脆肉美，盖佳果也。老则壳黑而硬，坠入江中，谓之乌菱。冬月取之，风干为果，生、熟皆佳。夏月以粪水浇其叶，则实更肥美。按段成式《酉阳杂俎》云：苏州折腰菱，多两角。荆州郢城菱，三角无刺。可以接莎。汉武帝昆明池有浮根菱，亦曰青水菱，叶没水下，根出水上。或云：玄都有鸡翔菱，碧色，状如鸡飞，仙人凫伯子常食之。

【气味】甘，平，无毒。

【主治】安中补五脏，不饥轻身。（《别录》）

蒸暴，和蜜饵之，断谷长生。

（弘景）

解丹石毒。（苏颂）

鲜者，解伤寒积热，止消渴，解酒毒、射罔毒。（时珍）

捣烂澄粉食，补中延年。（瞿仙）

芰 花

【气味】涩。

【主治】入染须发方。（时珍）

乌 菱 壳

【主治】入染须发方，亦止泄痢。（时珍）

芰实

芡 实

《本经》上品

释名 鸡头、雁喙、水流黄。〔弘景曰〕此即今芡子也。茎上花似鸡冠，故名鸡头。〔颂曰〕其苞形类鸡、雁头，故有诸名。

集解〔时珍曰〕芡茎三月生叶贴水，大于荷叶，皱文如縠，蹙衄如沸，面青背紫，茎、叶皆有刺。其茎长至丈余，中亦有孔有丝，嫩者剥皮可食。

芡实

【气味】甘，平，涩，无毒。

【主治】湿痹，腰脊膝痛，补中，除暴疾，益精气，强志，令耳目聪明。久服，轻身不饥，耐老神仙。（《本经》）

止渴益肾，治小便不禁，遗精白浊带下。（时珍）

【发明】〔弘景曰〕《仙方》取此合莲实饵之，甚益人。

〔恭曰〕作粉食，益人胜于菱也。

〔颂曰〕取其实及中子，捣烂曝干，再捣筛末，熬金樱子煎和丸服之，云补下益人，谓之水陆丹。

〔时珍曰〕按孙升《谈圃》云：芡本不益人，而俗谓之水流黄何也？盖人之食芡，必咀嚼之，终日嗳嗳。而芡味甘平，腴而不腻。食之者能使华液流通，转相灌溉，其功胜于乳石也。

附方

鸡头粥。益精气，强志意，利耳目。鸡头实三合（煮熟去壳），粳米一合煮粥，日日空心食。（《经验后方》）

四精丸。治思虑、色欲过度，损伤心气，小便数，遗精。用秋石、白茯苓、芡实、莲肉各二两，为末，蒸枣和，丸梧子大。每服三十丸，空心盐汤送下。（《永类方》）

分清丸。治浊病。用芡实粉、白茯苓粉，黄蜡化蜜和，丸梧桐子大。每服百丸，盐汤下。（《摘玄方》）

【主治】止烦渴，除虚热，生熟皆宜。（时珍）

根

【气味】同茎。

【主治】小腹结气痛，煮食之。（士良）

莲 藕

《本经》上品

释名 其根藕，其实莲，其茎叶荷。〔时珍曰〕按：茎乃负叶者也，有负荷之义。藕乃嫩茎，如竹之行鞭者也。节生二茎，一为叶，一为花，尽处乃生藕，为花、叶、根、实之本。显仁藏用，功成不居，可谓退藏于密矣，故谓之藕。花叶常偶生，不偶不生，故根曰藕。或云藕善耕泥，故字从耦，耦者耕也。茄（音加），加于藕上也。莲者连也，花实相连而出也。

集解 〔时珍曰〕莲藕，荆、扬、豫、益诸处湖泽陂池皆有之。以莲子种者生迟，藕芽种者最易发。其芽穿泥成白蒻，即藕也。长者至丈余，五、六月嫩时，没水取之，可作蔬茄，俗呼藕丝菜。节生二茎：一为藕荷，其叶贴水，其下旁行生藕也；一为芰荷，其叶出水，其旁茎生花也。其叶清明后生。六、七月开花，花有红、白、粉红三色。花心有黄须，蕊长寸余，须内即莲也。花褪连房成菂，菂在房如蜂子在窠之状。六、七月采嫩者，生食脆美。至秋房枯子黑，其坚如石，谓之石莲子。八、九月收之，斫去黑壳，货之四方，谓之莲肉。冬月至春掘藕食之，藕白有孔有丝，大者如肱臂，长六七尺，凡五六节。大抵野生及红花者，莲多藕劣；种植及白花者，莲少藕佳也。其花白者香，红者艳，千叶者不结实。

莲 实

【释名】藕实、石莲子、泽芝。

【气味】甘，平，涩，无毒。

【主治】补中养神，益气力，除百疾。久服，轻身耐老，不饥延年。（《本经》）

止渴去热，安心止痢，治腰痛及泄精。多食令人欢喜。（《大明》）

交心肾，厚肠胃，固精气，强筋骨，补虚损，利耳目，除寒湿，止脾泄久痢，赤白浊，女人带下崩中诸血病。（时珍）

安靖上下君相火邪。（嘉谟）

【发明】〔时珍曰〕莲产于淤

莲藕

气之母，母气既和，津液相成，神乃自生，久视耐老，此其权舆也。昔人治心肾不交，劳伤白浊，有清心莲子饮；补心肾，益精血，有瑞莲丸，皆得此理。

泥，而不为泥染；居于水中，而不为水没。根茎花实，凡品难同；清净济用，群美兼得。自藕蔤而节节生茎，生叶，生花，生藕；由菡萏而生蕊，生莲，生薂，生薏。其莲薂则始而黄，黄而青，青而绿，绿而黑，中含白肉，内隐青心。石莲坚刚，可历永久，薏藏生意，藕复萌芽，展转生生，造化不息，故释氏用为引譬，妙理具存；医家取为服食，百病可却。盖莲之味甘气温而性啬，禀清芳之气，得稼穑之味，乃脾之果也。脾者黄宫，所以交媾水、火，会合木、金者也。土为元

附方

补中强志（益耳目聪明）。用莲实半两去皮心，研末，水煮熟，以粳米三合作粥，入末搅匀食。（《圣惠方》）

补虚益损。水芝丹：用莲实半升，酒浸二宿，以牙猪肚一个洗净，入莲在内，缝定煮熟，取出晒干为末，酒煮米糊丸梧子大。每服五十丸，食前温酒送下。（《医学发明》）

哕逆不止。石莲肉六枚，炒赤黄色，研末。冷熟水半盏和服，便止。（苏颂《图经》）

产后咳逆（呕吐，心忡目运）。用石莲子两半，白茯苓一两，丁香五钱，为末。每米饮服二钱。（《良方补遗》）

藕

【气味】甘，平，无毒。

【主治】热渴，散留血，生肌。

久服令人心欢。(《别录》)

止怒止泄，消食解酒毒，及病后干渴。(藏器)

捣汁服，止闷除烦开胃，治霍乱，破产后血闷，捣膏，罨金疮并伤折，止暴痛。蒸煮食之，大能开胃。(《大明》)

生食，治霍乱后虚渴。蒸食，甚补五脏，实下焦。同蜜食，令人腹脏肥，不生诸虫，亦可休粮。(孟诜)

汁：解射罔毒、蟹毒。(徐之才)

【发明】〔时珍曰〕白花藕大而孔扁者，生食味甘，煮食不美；红花及野藕，生食味涩，煮蒸则佳。夫藕生于卑污，而洁白自若。质柔而穿坚，居下而有节。孔窍玲珑，丝纶内隐。生于嫩蒻，而发为茎、叶、花、实，又复生芽，以续生生之脉。四时可食，令人心欢，可谓灵根矣。故其所主者，皆心脾血分之疾，与莲之功稍不同云。

附方

时气烦渴。生藕汁一盏，生蜜一合，和匀，细服。(《圣惠》)

伤寒口干。生藕汁、生地黄汁、童子小便各半盏，煎温，服之。(庞安时《伤寒论》)

上焦痰热。藕汁、梨汁各半盏，和服。(《简便》)

樱 桃

《别录》上品

释名 莺桃、含桃、荆桃。〔宗奭曰〕孟诜《本草》言此乃樱，非桃也。虽非桃类，以其形肖桃，故曰樱桃，又何疑焉？如沐猴梨、胡桃之类，皆取其形相似耳。

集解 〔颂曰〕樱桃处处有之，而洛中者最胜。其木多阴，先百果熟，故古人多贵之。其实熟时深红色者，谓之朱樱。紫色，皮里有细黄点者，谓之紫樱，味最珍重。又有正黄明者，谓之蜡樱；小而红者，谓之樱珠，味皆不及。极大者，有若弹丸，核细而肉厚，尤难得。

〔时珍曰〕樱桃树不甚高。春初开白花，

繁英如雪。叶团，有尖及细齿。结子一枝数十颗，三月熟时须守护，否则鸟食无遗也。盐藏、蜜煎皆可，或同蜜捣作糕食，唐人以酪荐食之。林洪《山家清供》云：樱桃经雨则虫自内生，人莫之见。用水浸良久，则虫皆出，乃可食也。试之果然。

【气味】甘，热，涩，无毒。

【主治】调中，益脾气，令人好颜色，美志。（《别录》）

止泄精、水谷痢。（孟诜）

【发明】〔宗奭曰〕小儿食之过多，无不作热。此果三月末、四月初熟，得正阳之气，先诸果熟，故性热也。

〔震亨曰〕樱桃属火而有土，性大热而发湿。旧有热病及喘嗽者，得之立病，且有死者也。

〔时珍曰〕案张子和《儒门事亲》云：舞水一富家有二子，好食紫樱，每日啖一二升。半月后，长者发肺痿，幼者发肺痈，相继而死。呜呼！百果之生，所以养人，非欲害人。富贵之家，纵其嗜欲，取死是何？天耶命耶？邵尧夫诗云：爽口物多终作疾，真格言哉。观此，则寇、朱二氏之言，益可证矣。

叶

【气味】甘，平，无毒。

【主治】蛇咬，捣汁饮，并敷之。（颂）

东行根

【主治】煮汁服，立下寸白蛔虫。（颂）

枝

【主治】雀卵斑䵟，同紫萍、牙皂、白梅肉研和，日用洗面。（时珍）

花

【主治】面黑粉滓。

樱桃

枇 杷

《别录》中品

释名 〔宗奭曰〕其叶形似琵琶，故名。

集解 〔颂曰〕枇杷旧不著所出州土，今襄、汉、吴、蜀、闽、岭、江西南、湖南北皆有之。木高丈余，肥枝长叶，大如驴耳，背有黄毛，阴密婆娑可爱，四时不凋。盛冬开白花，至三四月成实作梂，生大如弹丸，熟时色如黄杏，微有毛，皮肉甚薄，核大如茅栗，黄褐色。四月采叶，曝干用。

〔时珍曰〕案郭义恭《广志》云：枇杷易种，叶微似栗，冬花春实。其子簇结有毛，四月熟，大者如鸡子，小者如龙眼，白者为上，黄者次之。无核者名焦子，出广州。

实

【气味】甘、酸，平，无毒。

【主治】止渴下气，利肺气，止吐逆，主上焦热，润五脏。（《大明》）

叶

【气味】苦，平，无毒。

【主治】卒哕不止，下气，煮汁服。（《别录》）

煮汁饮，主渴疾，治肺气热嗽，及肺风疮，胸面上疮。（诜）

和胃降气，清热解暑毒，疗脚气。（时珍）

【发明】〔时珍曰〕枇杷叶气薄味厚，阳中之阴。治肺胃之病，大都取其下气之功耳。气下则火降痰顺，而逆者不逆，呕者不呕，渴者不渴，咳者不咳矣。

花

【主治】头风，鼻流清涕。辛夷等分，研末，酒服二钱，日二服。（时珍）

木 白 皮

【主治】生嚼咽汁，止吐逆不下食，煮汁冷服尤佳。（思邈）

枇杷

附方

温病发哕。因饮水多者。枇杷叶（去毛，炙香）、茅根各半斤，水四升，煎二升，稍稍饮之。（庞安常方）

反胃呕哕。枇杷叶（去毛，炙）、丁香各一两，人参二两，为末。每服三钱，水一盏，姜三片，煎服。（《圣惠》）

痔疮肿痛。枇杷叶（蜜炙）、乌梅肉（焙），为末。先以乌梅汤洗，贴之。（《集要》）

胡　桃

宋《开宝》

释名 羌桃、核桃。〔颂曰〕此果本出羌胡，汉时张骞使西域始得种还，植之秦中，渐及东土，故名之。〔时珍曰〕此果外有青皮肉包之，其形如桃，胡桃乃其核也。北音呼核如胡，名或以此。或作榓桃。梵书名播罗师。

集解〔颂曰〕胡桃生北土，今陕、洛间甚多。大株浓叶多阴，实亦有房，秋冬熟时采之。出陈仓者，薄皮多肌；出阴平者，大而皮脆，急捉则碎。汴州虽有而实不佳，江表亦时有之，南方则无。

〔时珍曰〕胡桃树高丈许，春初生叶，长四五寸，微似大青叶，两两相对，颇作恶气。三月开花如栗花，穗苍黄色。结实至秋如青桃状，熟时沤烂皮肉，取核为果。人多以櫸柳接之。案刘恂《岭表录异》云：南方有山胡桃，底平如槟榔，皮浓而大坚，多肉少穰。其壳甚浓，须椎之方破。然则南方亦有，但不佳耳。

核仁

【气味】甘，平、温，无毒。

【发明】〔震亨曰〕胡桃属土而有火，性热。本草云甘平，是无热矣。然又云动风、脱人眉，非热何以伤肺耶？

〔时珍曰〕胡桃仁味甘气热，皮涩肉润。孙真人言其冷滑，误矣。近世医方用治痰气喘嗽、醋心及疠风诸病，而酒家往往醉后嗜之。则食多吐水、吐食、脱眉，及酒同食咯血之说，亦未必尽然也。但胡桃性热，能入肾肺，唯虚寒者宜之。而痰火积热者，不宜多食耳。

【主治】食之令人肥健、润肌、黑须发。多食利小便、去五痔。

捣和胡粉，拔白须发，内孔中，则生黑毛。烧存性，和松脂研，敷瘰疬疮。（《开宝》）

治损伤、石淋。同破故纸蜜丸服，补下焦。（颂）

补气养血，润燥化痰，益命门，利三焦，温肺润肠，治虚寒喘嗽，腰脚重痛，心腹疝痛，血痢肠风，散肿毒，发痘疮，制铜毒。（时珍）

胡桃

油 胡 桃

【气味】辛，热，有毒。

【主治】杀虫攻毒，治痈肿、疠风、疥癣、杨梅、白秃诸疮，润须发。（时珍）

附方

胡桃丸。益血补髓，强筋壮骨，延年明目，悦心润肌，能除百病。用胡桃仁四两捣膏，入破故纸、杜仲、萆薢末各四两杵匀，丸梧子大。每空心温酒、盐汤任下五十丸。（《御药院方》）

风寒无汗（发热头痛）。核桃肉、葱白、细茶、生姜等分，捣烂，水一钟，煎七分，热服。覆夜取汗。（谈野翁方）

老人喘嗽（气促）。睡卧不得，服此立定。胡桃肉（去皮）、杏仁（去皮尖）、生姜各一两，研膏，入炼蜜少许，和丸弹子大。每卧时嚼一丸，姜汤下。（《普济方》）

胡 桃 青 皮

【气味】苦，涩，无毒。

【主治】染髭及帛，皆黑。

附方

乌髭发。胡桃皮、蝌蚪等分。捣泥涂之，一染即黑。《总录》：用青胡桃三枚，和皮捣细，入乳汁三盏，于银石器内调匀，搽须发三五次，每日用胡桃油润之，良。

树 皮

【主治】止水痢。春月斫皮汁，

沐头至黑。煎水，可染褐。（《开宝》）

染须发。胡桃根皮一秤，莲子草十斤，切，以瓮盛之，入水五斗，浸一月去滓，熬至五升，入芸薹子油一斗，慢火煎取五升收之。凡用，先以炭灰汁洗，用油涂之，外以牛蒡叶包住，绢裹一夜洗去，用七日即黑也。（《圣惠方》）

秦 椒

《本经》中品

释名 大椒。

集解 〔《别录》曰〕秦椒生泰山川谷及秦岭上，或琅邪。八月、九月采实。

〔弘景曰〕今从西来。形似椒而大，色黄黑，味亦颇有椒气。或云即今樗树子。樗乃猪椒，恐谬。

〔恭曰〕秦椒树、叶及茎、子都似蜀椒，但味短实细尔。蓝田、秦岭间大有之。

〔颂曰〕今秦、凤、明、越、金、商州皆有之。初秋生花，秋末结实，九月、十月采之。《尔雅》云：檓，大椒。郭璞注云：椒丛生，实大者为檓也。《诗·唐风》云：椒聊之实，蕃衍盈升。陆机《疏义》云：椒树似茱萸，有针刺。茎叶坚而滑泽，味亦辛香。蜀人作茶，吴人作茗，皆以其叶合煮为香。今成皋诸山有竹叶椒，其木亦如蜀椒，小毒热，不中合药也，可入饮食中及蒸鸡、豚用。东海诸岛上亦有椒，枝、叶皆相似。子长而不圆，甚香，其味似橘皮。岛上獐、鹿食其叶，其肉自然作椒、橘香。今南北所生一种椒，其实大于蜀椒，与陶氏及郭、陆之说正相合，当以实大者为秦椒也。

〔宗奭曰〕此秦地所产者，故言秦椒。大率椒株皆相似，但秦椒叶差大，粒亦大而纹低，不若蜀椒皱纹高为异也。然秦地亦有蜀椒种。

〔时珍曰〕秦椒，花椒也。始产于秦，今处处可种，最易蕃衍。其叶对生，尖而有刺。四月生细花。五月结实，生青熟红，大于蜀椒，其目亦不及蜀椒目光黑也。

椒 红

【气味】辛，温，有毒。

【主治】除风邪气，温中，去寒痹，坚齿发，明目。久服，轻身好颜色，耐老增年通神。（《本经》）

疗喉痹吐逆疝瘕，去老血，产后余疾腹痛，出汗，利五脏。（《别录》）

秦椒

手足心肿（乃风也）。椒、盐末等分，醋和敷之，良。（《肘后方》）

损疮中风。以面作馄饨，包秦椒，于灰中烧之令热，断使开口，封于疮上，冷即易之。（孟诜《食疗》）

久患口疮。大椒去闭口者，水洗面拌，煮作粥，空腹吞之，以饭压下。重者可再服，以瘥为度。（《食疗本草》）

牙齿风痛。秦椒煎醋含漱。（孟诜《食疗》）

百虫入耳。椒末一钱，醋半盏浸良久，少少滴入，自出。（《续十全方》）

附方

膏瘅尿多（其人饮少）。用秦椒一分出汗，瓜蒂二分，为末。水服方寸匕，日三服。（《伤寒类要》）

柰

《别录》下品

释名 频婆（音波）。〔时珍曰〕篆文柰字，象子缀于木之形。梵言谓之频婆，今北人亦呼之，犹云端好也。

集解 〔弘景曰〕柰，江南虽有，而北国最丰。作脯食之，不宜人。林檎相似而小，俱不益人。

〔士良曰〕此有三种：大而长者为柰，圆者为林檎，皆夏熟；小者味涩为楸，秋熟，一名楸子。

〔时珍曰〕柰与林檎，一类二种也。树、实皆似林檎而大，西土最多，可栽可压。有白、赤、青三色。白者为素柰，赤者为丹柰，亦曰朱柰，青者为绿柰，皆夏熟。凉州有冬柰，冬熟，子带碧色。《孔氏六帖》言：凉州白柰，大如兔头。《西京杂记》言：上林苑紫柰，大如升，核紫花青。其汁如漆，著衣不可浣，名脂衣柰。此皆异种也。郭义恭《广志》云：西方例多柰，家家收切，曝干为脯，数十百斛，以为蓄积，谓之频婆粮。亦取柰汁为豉用。其法：取熟柰纳瓮中，勿令蝇入。六七日待烂，以酒腌，痛拌令如粥状，下水更拌，滤去皮子。良久去清汁，倾布上，以灰在下引汁尽，划开日干为末，调物甘酸得所也。杜恕《笃论》云：日给之花似柰，柰实而日给零落，虚伪与真实相似也。则日给乃柰之不实者。而王羲之帖云：来禽、日给，皆囊盛为佳果。则又似指柰为日给矣。木槿花亦名日及，或同名耳。

柰

【气味】苦，寒，有小毒。

【主治】补中焦诸不足气，和脾。治卒食饱气壅不通者，捣汁服。（孟诜）

益心气，耐饥。（《千金》）

生津止渴。（《正要》）

茗

《唐本草》

释名 苦榇。〔颂曰〕郭璞云：早采为茶，晚采为茗（一名荈），蜀人谓之苦茶。陆羽云，其名有五：一茶，二槚，三蔎，四茗，五荈。〔时珍曰〕杨慎《丹铅录》云：茶即古荼字（音途），《诗》云"谁谓荼苦，其甘如荠"是也。颜师古云：汉时荼陵，始转途音为宅加切，或言《六经》无茶字，未深考耳。

集解 〔《神农食经》曰〕茶茗生益州及山陵道旁。凌冬不死，三月三日采干。

〔恭曰〕茗生山南、汉中山谷，《尔雅》云：槚，苦茶。郭璞注云：树小似栀子。冬生叶，可煮作羹饮。

〔颂曰〕今闽浙、蜀荆、江湖、淮南山中皆有之，通谓之茶。春中始生嫩叶，蒸焙去苦水，末之乃可饮。与古所食，殊不同也。陆羽《茶经》云：茶者，南方嘉木。自一尺二尺至数十尺，其巴川峡山有两人合抱

茗

者，伐而掇之。木如瓜芦，叶如栀子，花如白蔷薇，实如栟榈，蒂如丁香，根如胡桃。其上者生烂石，中者生砾壤，下者生黄土。艺法如种瓜，三岁可采。《阳崖阴林》：紫者上，绿者次；笋者上，芽者次；叶卷者上，舒者次。在二月、三月、四月之间，茶之笋者，生于烂石之间，长四五寸，若蕨之始抽，凌露采之。茶之芽者，发于丛薄之上，有三枝、四枝、五枝，于枝颠采之。采得蒸焙封干，有千类万状也。略而言之：如胡人靴者蹙缩然，如犎牛臆者廉襜然，浮云出山者轮囷然，飘风拂水者涵澹然，皆茶之精好者也。如竹箨，如霜荷，皆茶之瘠老者也。其别者，有石南芽、枸杞芽、枇杷芽，皆治风疾。又有皂荚芽、槐芽、柳芽，乃上春摘其芽和茶之。故今南人输官茶，往往杂以众叶。惟茅芦竹箬之类不可入，自余山中草木芽叶，皆可和合，椿、柿尤奇。真茶性冷，

唯雅州蒙山出者温而主疾。毛文锡《茶谱》云：蒙山有五顶，上有茶园，其中顶曰上清峰。昔有僧人病冷且久，遇一老父谓曰：蒙之中顶茶，当以春分之先后，多构人力，俟雷发声，并手采摘，三日而止。若获一两，以本处水煎服，即能祛宿疾，二两当眼前无疾，三两能固肌骨，四两即为地仙矣。其僧如说，获一两余服之，未尽而疾瘳。其四顶茶园，采摘不废。唯中峰草木繁密，云雾蔽亏，鸷兽时出，故人迹不到矣。近岁稍贵此品，制作亦精于他处。

〔时珍曰〕茶有野生、种生，种者用子。其子大如指顶，正圆黑色。其仁入口，初甘后苦，最戟人喉，而闽人以榨油食用。二月下种，一坎须百颗乃生一株，盖空壳者多故也。畏水与日，最宜坡地荫处。清明前采者上，谷雨前者次之，此后皆老茗尔。采、蒸、揉、焙、修造皆有法，详见《茶谱》。茶之税始于唐德宗，盛于宋、元，及于我朝，乃与西番互市易马。夫茶一木尔，下为民生日用之资，上为朝廷赋税之助，其利博哉。昔贤所称，大约谓唐人尚茶，茶品益众。有雅州之蒙顶、石花、露芽、谷芽为第一，建宁之北苑龙凤团为上供。蜀之茶，则有东川之神泉兽目，硖州之碧涧明月，夔州之真香，邛州之火井，思安黔阳之都濡，嘉定之峨眉，泸州之纳溪，玉垒之沙坪。楚之茶，则有荆州之仙人掌，湖南之白露，长沙之铁色，蕲州蕲门之团面，寿州霍山之黄芽，庐州之六安英山，武冒之樊山，岳州之巴陵，辰州之溆浦，湖南之宝庆、茶陵。吴越之茶，则有湖州顾渚之紫笋，福州方山之生芽，洪州之白露，双井之白毛，庐山之云

雾，常州之阳羡，池州之九华，丫山之阳坡，袁州之界桥，睦州之鸠坑，宣州之阳坑，金华之举岩，会稽之日铸。皆产茶有名者。其他犹多，而猥杂更甚。按陶隐居注苦菜云，酉阳、武昌、庐江、晋熙皆有好茗，饮之宜人。凡所饮物，有茗及木叶、天门冬苗、菝葜叶，皆益人。余物并冷利。又巴东县有真茶，火煏作卷结为饮，亦令人不眠。俗中多煮檀叶及大皂李叶作茶饮，并冷利。南方有瓜芦木，亦似茗也。今人采槠、栎、山矾、南烛、乌药诸叶，皆可为饮，以乱茶云。

叶

【气味】苦、甘，微寒，无毒。

【主治】瘘疮，利小便，去痰热，止渴，令人少睡，有力悦志。（《神农食经》）

清头目，治中风昏愦，多睡不醒。（好古）

治伤暑。合醋，治泄痢，甚效。（陈承）

炒煎饮，治热毒赤白痢。同芎䓖、葱白煎饮，止头痛。（吴瑞）

浓煎，吐风热痰涎。（时珍）

【发明】〔好古曰〕茗茶气寒味苦，入手、足厥阴经。治阴证汤药内入此，去格拒之寒，及治伏阳，大意相似。

〔机曰〕头目不清，热熏上也。

以苦泄其热，则上清矣。且茶体轻浮，采摘之时，芽蘖初萌，正得春升之气，味虽苦而气则薄，乃阴中之阳，可升可降。利头目，盖本诸此。

〔汪颖曰〕一人好烧鹅炙煿，日常不缺。人咸防其生痈疽，后卒不病。访知其人每夜必啜凉茶一碗，乃知茶能解炙煿之毒也。

〔杨士瀛曰〕姜茶治痢。姜助阳，茶助阴，并能消暑、解酒食毒。且一寒一热，调平阴阳，不问赤、白、冷、热，用之皆良。生姜细切，与真茶等分，新水浓煎服之。苏东坡以此治文潞公有效。

〔时珍曰〕茶苦而寒，阴中之阴，沉也，降也，最能降火。火为百病，火降则上清矣。然火有五，火有虚实。若少壮胃健之人，心肺脾胃之火多盛，故与茶相宜。温饮则火因寒气而下降，热饮则茶借火气而升散，又兼解酒食之毒，使人神思闿爽，不昏不睡，此茶之功也。若虚寒及血弱之人，饮之既久，则脾胃恶寒，元气暗损，土不制水，精血潜虚；成痰饮，成痞胀，成痿痹，成黄瘦，成呕逆，成洞泻，成腹痛，成疝瘕，种种内伤，此茶之害也。民生日用，蹈其弊者，往往皆是，而妇姬受害更多，习俗移人，自不觉尔。况真茶既少，杂茶更多，其为患也，又可胜言哉？人有嗜茶成癖者，时时咀嚼不止，久而伤营伤精，血不华色，黄瘁痿弱，抱病不悔，尤可叹惋。晋干宝《搜神记》载：武官因时病后，啜茗一斛二升乃止。才减升合，便为不足。有客令更进五升，忽吐一物，状如牛脾而有口。浇之以茗，尽一斛二升。再浇五升，即溢出矣。人遂谓之斛茗瘕。嗜茶者观此可以戒矣。陶隐居《杂录》言：丹丘子、黄山君服茶轻身换骨。《壶公食忌》言：苦茶久食羽化者，皆方士谬言误世者也。按唐右补阙毋炅代茶饮序云：释滞消拥，一日之利暂佳；瘠气侵精，终身之累斯大。获益则功归茶力，贻患则不谓茶灾。岂非福近易知，祸远难见乎？又宋学士苏轼《茶说》云：除烦去腻，世故不可无茶，然暗中损人不少。空心饮茶入盐，直入肾经，且冷脾胃，乃引贼入室也。唯饮食后浓茶漱口，既去烦腻，而脾胃不知，且苦能坚齿消蠹，深得饮茶之妙。古人呼茶为酪奴，亦贱之也。时珍早年气盛，每饮新茗必至数碗，轻汗发而肌骨清，颇觉痛快。中年胃气稍损，饮之即觉为害，不痞闷呕恶，即腹冷洞泄。故备述诸说，以警同好焉。又浓茶能令人吐，乃酸苦涌泄为阴之义，非其性能升也。

茶叶

附方

气虚头痛。用上春茶末调成膏，置瓦盏内覆转，以巴豆四十粒，作二次烧烟熏之，晒干乳细。每服一字，别入好茶末，食后煎服，立效。（《医方大成》）

赤痢。甘草汤下，白痢乌梅汤下，各百丸。一方：建茶合醋煎，热服，即止。

久年心痛（十年、五年者）。

煎湖茶，以头醋和匀，服之良。（《兵部手集》）

腰痛难转。煎茶五合，投醋二合，顿服。（《食医心镜》）

解诸中毒。芽茶、白矾等分，碾末，冷水调下。（《简便方》）

阴囊生疮。用蜡面茶为末，先以甘草汤洗，后贴之妙。（《经验方》）

风痰颠疾。茶芽、栀子各一两，煎浓汁一碗服。良久探吐。（《摘玄方》）

霍乱烦闷。茶末一钱煎水，调干姜末一钱，服之即安。（《圣济总录》）

月水不通。茶清一瓶，入砂糖少许，露一夜服。虽三个月胎亦通，不可轻视。（鲍氏）

痰喘咳嗽（不能睡卧）。好末茶一两，白僵蚕一两，为末，放碗内盖定，倾沸汤一小盏。临卧，再添汤点服。（《瑞竹堂方》）

茶 子

【气味】苦，寒，有毒。

【主治】喘急咳嗽，去痰垢。捣仁洗衣，除油腻。（时珍）

附方

上气喘急（时有咳嗽）。茶子、百合等分。为末，蜜丸梧桐子大。每服七丸，新汲水下。（《圣惠方》）

喘嗽齁鮯（不拘大人、小儿）。用糯米泔少许磨茶子，滴入鼻中，令吸入口服之。口咬竹筒，少顷涎出如线。不过二三次绝根，屡验。（《经验良方》）

西 瓜

《日用》

释名 寒瓜。

集解 〔瑞曰〕契丹破回纥，始得此种，以牛粪覆而种之。结实如斗大，而圆如瓝，色如青玉，子如金色，或黑麻色。北地多有之。

〔时珍曰〕按胡峤《陷虏记》言：峤征回纥，得此种归，名曰西瓜。则西瓜自五代时始入中国，今则南北皆有，而南方者味稍不及，亦甜瓜之类也。二月下种，蔓生，花、叶皆如甜瓜。七、八月实熟，有围及径尺者，长至二尺者。其棱或有或无，其色或青或绿，其瓤或白或红，红者味尤胜。其子或黄或红，或黑或白，白者味更劣。其味有甘、有淡、有酸，酸者为下。

〔颂曰〕一种杨溪瓜，秋生冬熟，形略长扁而大，瓤色如胭脂，味胜。可留至次年，云是异人所遗之种也。

瓜 瓤

【气味】甘、淡，寒，无毒。

【主治】消烦止渴，解暑热。（吴瑞）

疗喉痹。（汪颖）

宽中下气，利小水，治血痢，解酒毒。（宁原）

【发明】〔颖曰〕西瓜性寒解热，有天生白虎汤之号。然亦不宜多食。

〔时珍曰〕西瓜、甜瓜皆属生冷。世俗以为醍醐灌顶，甘露洒心，取其一时之快，不知其伤脾助湿之害也。《真西山卫生歌》云："瓜桃生冷宜少飧，免致秋来成疟疾。"是矣。又李鹏飞《延寿书》云：防州太守陈逢原，避暑食瓜过多，至秋忽腰腿痛，不能举动。遇商助教

疗之，乃愈。此皆食瓜之患也，故集书于此，以为鉴戒云。又洪忠宣《松漠纪闻》言：有人苦目病。或令以西瓜切片曝干，日日服之，遂愈。由其性冷降火故也。

皮

【气味】甘，凉，无毒。

【主治】口、舌、唇内生疮，烧研噙之。（震亨）

瓜子仁

【气味】甘，寒，无毒。

【主治】与甜瓜仁同。（时珍）

西瓜

附方

闪挫腰痛。西瓜青皮，阴干为末，盐酒调服三钱。（《摄生众妙方》）

木 瓜

释名 楙（音茂）。〔时珍曰〕按《尔雅》云：楙，木瓜。郭璞注云：木实如小瓜，酢而可食。则木瓜之名，取此义也。或云：木瓜味酸，得木之正气故名。亦通。楙从林、矛，谐声也。

集解〔弘景曰〕木瓜，山阴兰亭尤多，彼人以为良果。又有榠楂，大而黄。有楂子，小而涩。《礼》云：楂、梨钻之。古亦以楂为果，今则不也。

〔颂曰〕木瓜，处处有之，而宣城者为佳。木状如柰，春末开花，深红色。其实大者如瓜，小者如拳，上黄似着粉。宣人种莳尤谨，遍满山谷。始实成则镞纸花粘于上，夜露日烘，渐变红，花文如生。本州以充土贡，故有宣城花木瓜之称。榠楂酷类木瓜，但看蒂间别有重蒂如乳者为木瓜，无者为榠楂也。

〔宗奭曰〕西洛大木瓜，其味和美，至熟止青白色，入药绝有功，胜宣州者，味淡。

〔时珍曰〕木瓜可种可接，可以枝压。其叶光而浓，其实如小瓜而有鼻，津润味不木者，为木瓜；圆小于木瓜，味木而酢涩者，为木桃；似木瓜而无鼻，大于木桃，味涩者，为木李，亦曰木梨，即榠楂及和圆子也。鼻乃花脱处，非脐蒂也。木瓜性脆，可蜜渍之为果。去子蒸烂，捣泥入蜜与姜作煎，冬月饮尤佳。木桃、木李性坚，可蜜煎及作糕食之。木瓜烧灰散池中，可以毒鱼。（说出《淮南·方毕术》）

【气味】 酸，温，无毒。

【主治】 湿痹邪气，霍乱大吐下，转筋不止。（《别录》）

治脚气冲心，取嫩者一颗，去子，煎服，佳。强筋骨，下冷气，止呕逆，心膈痰唾，消食，止水利后渴不止，作饮服之。（藏器）

止吐泻奔豚，及水肿冷热痢，心腹痛。（《大明》）

调营卫，助谷气。（雷敩）

去湿和胃，滋脾益肺，治腹胀善噫，心下烦痞。（好古）

【发明】〔弘景曰〕木瓜最疗转筋。如转筋时，但呼其名及书上作木瓜字，皆愈。此理亦不可解。俗人挂木瓜杖，云利筋脉也。

〔宗奭曰〕木瓜得木之正，酸能入肝，故益筋与血。病腰肾脚膝无力，皆不可缺也。人以铅霜或胡粉涂之，则失酢味，且无渣，盖受金之制也。

〔时珍曰〕木瓜所主霍乱、吐利、转筋、脚气，皆脾胃病也，非肝病也。肝虽主筋，而转筋则由湿热、寒湿之邪袭伤脾胃所致，故筋转必起于足腓。腓及宗筋皆属阳明。木瓜治转筋，非益筋也，理脾而伐肝也。土病则金衰而木盛，故用酸温以收脾肺之耗散，而借其走筋以平肝邪，乃土中泻木以助金也。木平则土得令而金受荫矣。

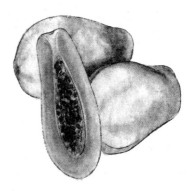

木瓜

附方

项强筋急（不可转侧）。肝、肾二脏受风也。用宣州木瓜二个（取盖去瓤），没药二两，乳香二钱半。二味入木瓜内绑定，饭上蒸三四次，烂研成膏。每用三钱，入生地黄汁半盏，无灰酒二盏，暖化温服。许叔微云：有人患此，自午后发，黄昏时定。予谓此必先从足起。足少阴之筋自足至项。筋者肝之合。今日中至黄昏，阳中之阴，肺也。自离至兑，阴旺阳弱之时。故《灵宝毕法》云：离至乾，肾气绝而肝气弱。肝、肾二脏受邪，故发于此时。予授此及都梁丸，服之而愈。（《本事方》）

脚筋挛痛。用木瓜数枚，以酒、水各半，煮烂捣膏，乘热贴于痛处，以帛裹之。冷即换，日三五度。（《食疗本草》）

脐下绞痛。木瓜三片，桑叶七片，大枣三枚。水三升，煮半升，顿服即愈。（《食疗》）

小儿洞痢。木瓜捣汁，服之。（《千金方》）

霍乱腹痛。木瓜五钱，桑叶三片，枣肉一枚。水煎服。（《圣惠方》）

四蒸木瓜（圆）。治肝、肾、脾三经气虚，为风寒暑湿相搏，流注经络。凡遇六气更变，七情不和，必至发动，或肿满，或顽痹，憎寒壮热，呕吐自汗，霍乱吐利。用宣州大木瓜四个，切盖剜空听用：一个入黄芪、续断末各半两于内；一个入苍术、橘皮末各半两于内；一个入乌药、黄松节末各半两于内（黄松节即茯神中心木也）；一个入威灵仙、苦葶苈末各半两于内。以原盖簪定，用酒浸透，入甑内蒸熟、晒，三浸、三蒸、三晒，捣末，以榆皮末、水和糊，丸如梧子大。每服五十丸，温酒、盐汤任下。（《御药院方》）

肾脏虚冷（气攻腹胁，胀满疼痛）。用大木瓜三十枚（去皮、核，剜空），以甘菊花末、青盐末各一斤填满，置笼内蒸熟，捣成膏，入新艾茸二斤搜和，丸如梧子大。每米饮下三十丸，日二。（《圣济总录》）

发稿不泽。木瓜浸油，梳头。（《圣惠方》）

木 瓜 核

【主治】霍乱烦躁气急，每嚼七粒，温水咽之。（时珍）

枝 叶 皮 根

【气味】并酸、涩，温，无毒。

【主治】煮汁饮，并止霍乱、吐下、转筋，疗脚气。（《别录》）

枝，作杖，利筋脉。根、叶，煮汤淋足胫，可以已蹶。木材作桶濯足，甚益人。（苏颂）

枝、叶煮汁饮，治热痢。（时珍）

花

【主治】面黑粉滓。

木部

本草纲目

李时珍曰：木乃植物，五行之一。性有土宜，山谷原隰。肇由气化，爰受形质。乔条苞灌，根叶华实。坚脆美恶，各具太极。色香气味，区辨品类。食备果蔬，材充药器。寒温毒良，宜有考汇。

柏

【释名】 椈、侧柏。〔李时珍曰〕按魏子才《六书精蕴》云：万木皆向阳，而柏独西指，盖阴木而有贞德者，故字从白。白者，西方也。陆佃《埤雅》云：柏之指西，犹针之指南也。柏有数种，入药唯取叶扁而侧生者，故曰侧柏。

【集解】〔时珍曰〕《史记》言：松柏为百木之长。其树耸直，其皮薄，其肌腻，其花细琐，其实成球，状如小铃，霜后四裂，中有数子，大如麦粒，芬香可爱。

柏 实

【气味】 甘，平，无毒。

【主治】 惊悸益气，除风湿痹，安五脏。久服，令人润泽美色，耳目聪明，不饥不老，轻身延年。（《本经》）

疗恍惚，虚损吸吸，历节腰中重痛，益血止汗。（《别录》）

养心气，润肾燥，安魂定魄，益智宁神。烧沥，泽头发，治疥癣。（时珍）

【发明】〔时珍曰〕柏子仁性平

柏

而不寒不燥，味甘而补，辛而能润，其气清香，能透心肾，益脾胃，盖仙家上品药也，宜乎滋养之剂用之。

柏 叶

【气味】 苦，微温，无毒。

【主治】 吐血衄血，痢血崩中赤白，轻身益气，令人耐寒暑，去湿

附方

老人虚秘。柏子仁、松子仁、大麻仁等分，同研，溶蜜蜡丸梧子大。以少黄丹汤，食前调服二三十丸，日二服。（寇宗奭）

痹，止饥。（《别录》）

治冷风历节疼痛，止尿血。（甄权）

【发明】〔时珍曰〕柏性后凋而耐久，禀坚凝之质，乃多寿之木，所以可入服食。道家以之点汤常饮，元旦以之浸酒辟邪，皆有取于此。

附方

中风不省。柏叶一握（去枝），葱白一握（连根研如泥），无灰酒一升，煎一二十沸，温服。如不饮酒，分作四五服，方进他药。（杨氏《家藏方》）

忧恚呕血（烦满少气，胸中疼痛）。柏叶为散，米饮调服二方寸匕。（《圣惠方》）

月水不断。侧柏叶（炙）、芍药等分。每用三钱，水、酒各半，煎服。（《圣济总录》）

汤火烧灼。柏叶生捣涂之，系定二三日，止痛灭瘢。（《本草图经》）

鼠瘘核痛（未成脓）。以柏叶捣涂，熬盐熨之，令热气下即消。（姚僧垣《集验方》）

头发黄赤。生柏叶末一升，猪膏一斤，和丸弹子大，每以布裹一丸，纳泔汁中化开，沐

之。一月，色黑而润矣。（《圣惠方》）

枝 节

【主治】煮汁酿酒，去风痹、历节风。烧取沥油，疗癞疥及虫癞良。（苏恭）

附方

霍乱转筋。以暖物裹脚，后以柏木片煮汤淋之。（《经验后方》）

恶疮有虫（久不愈者）。以柏枝节烧沥取油敷之。三五次，无不愈。亦治牛马疥。（陈承《本草别说》）

脂

【主治】身面疣目，同松脂研匀涂之，数夕自失。（《圣惠》）

根 白 皮

【气味】苦，平，无毒。

【主治】火灼烂疮，长毛发。（《别录》）

附方

热油灼伤。柏白皮，以腊猪脂煎油，涂疮上。（《肘后方》）

松

《本经》上品

释名 〔时珍曰〕按王安石《字说》云：松柏为百木之长。松犹公也，柏犹伯也。故松从公，柏从白。

集解 〔时珍曰〕松树磥砢修耸多节，其皮粗厚有鳞形，其叶后凋。二、三月抽蕤生花，长四五寸，采其花蕊为松黄。结实状如猪心，叠成鳞砌，秋老则子长鳞裂。然叶有二针、三针、五针之别。三针者为栝子松，五针者为松子松。

松 脂

【别名】松膏、松肪、松胶、松香、沥青。

【气味】苦、甘，温，无毒。

【主治】痈疽恶疮，头疡白秃，疥瘙风气，安五脏，除热。久服，轻身不老延年。（《本经》）

除胃中伏热，咽干消渴，风痹死肌。炼之令白。其赤者，主恶痹。（《别录》）

除邪下气，润心肺，治耳聋。古方多用辟谷。（《大明》）

【发明】〔弘景曰〕松、柏皆有脂润，凌冬不凋，理为佳物，服食多用，但人多轻忽之尔。

〔时珍曰〕松叶、松实，服饵所须；松节、松心，耐久不朽。松脂则又树之津液精华也。在土不朽，流脂日久，变为琥珀，宜其可以辟谷延龄。

附方

疥癣湿疮。松胶香研细，少入轻粉。先以油涂疮，糁末在上，一日便干。顽者三二度愈。（刘涓子《鬼遗方》）

松 节

【气味】苦，温，无毒。

【主治】百节久风，风虚脚痹疼痛。（《别录》）

炒焦，治筋骨间病，能燥血中之湿。（震亨）

治风蛀牙痛，煎水含漱，或烧灰日揩，有效。（时珍）

【发明】〔时珍曰〕松节，松之骨也。质坚气劲，久亦不朽，故筋骨间风湿诸病宜之。

附方

历节风痛（四肢如解脱）。

松节酒：用二十斤，酒五斗，浸三七日。每服一合，日五六服。（《外台》）

阴毒腹痛。油松木七块，炒焦，冲酒二钟，热服。（《集简方》）

松花

【气味】甘，温，无毒。

【主治】润心肺，益气，除风止血。亦可酿酒。（时珍）

【发明】〔恭曰〕松花即松黄，拂取正似蒲黄，酒服令轻身，疗病胜似皮、叶及脂也。

〔颂曰〕花上黄粉，山人及时拂取，作汤点之甚佳。但不堪停久，

松

故鲜用寄远。

〔时珍曰〕今人收黄和白砂糖印为饼膏，充果饼食之，且难久收。恐轻身疗病之功，未必胜脂、叶也。

桂

《别录》上品

▌释名 梫。〔时珍曰〕按范成大《桂海志》云：凡木叶心皆一纵理，独桂有两道如圭形，故字从圭。

▌集解〔《别录》曰〕桂生桂阳，牡桂生南海山谷。二月、八月、十月采皮，阴干。

〔时珍曰〕桂有数种，以今参访：牡桂，叶长如枇杷叶，坚硬有毛及锯齿，其花白色，其皮多脂。箘桂，叶如柿叶，而尖狭光净，有三纵文而无锯齿，其花有黄有白，其皮薄而卷。今商人所货，皆此二桂。但

以卷者为箘桂，半卷及板者为牡桂，即自明白。

【气味】甘、辛，大热，有小毒。

【主治】利肝肺气，心腹寒热冷疾，霍乱转筋，头痛腰痛出汗，

止烦止唾，咳嗽鼻齆，堕胎，温中，坚筋骨，通血脉，理疏不足，宣导百药，无所畏。久服，神仙不老。（《别录》）

补下焦不足，治沉寒痼冷之病，渗泄止渴，去营卫中风寒，表虚自汗。春夏为禁药，秋冬下部腹痛，非此不能止。（元素）

补命门不足，益火消阴。（好古）

治寒痹风喑，阴盛失血，泻痢惊痫。（时珍）

痛不可忍，咳逆结气壅痹，脚痹不仁，止下痢，杀三虫，治鼻中瘜肉，破血，通利月闭，胞衣不下。（甄权）

治一切风气，补五劳七伤，通九窍，利关节，益精明目，暖腰膝，治风痹骨节挛缩，续筋骨，生肌肉，消瘀血，破痃癖癥瘕，杀草木毒。（《大明》）

治风僻失音喉痹，阳虚失血，内托痈疽痘疮，能引血化汗化脓，解蛇蝮毒。（时珍）

桂心

【气味】苦、辛，无毒。

【主治】九种心痛，腹内冷气

桂

附方

中风逆冷（吐清水，宛转啼呼）。桂一两，水一升半，煎半升，冷服。（《肘后方》）

中风失音。桂着舌下，咽汁。又方：桂末三钱，水二盏，煎一盏服，取汗。（《千金方》）

偏正头风（天阴风雨即发）。桂心末一两，酒调如膏，涂敷额角及顶上。（《圣惠方》）

暑月解毒。桂苓丸：用肉桂（去粗皮，不见火）、茯苓（去皮）等分，为细末，炼蜜丸龙眼大。每新汲水化服一丸。（《和剂方》）

桂浆渴水。夏月饮之，解烦

渴，益气消痰。桂末一大两，白蜜一升，以水二斗，先煎取一斗。待冷，入新瓷瓶中，乃下二物，搅二三百转。先以油纸一重覆上，加七重封之。每日去纸一重，七日开之，气香味美，格韵绝高，今人多作之。（《图经本草》）

叶

【主治】捣碎浸水，洗发，去垢除风。（时珍）

丁 香

宋《开宝》

■ 释名 丁子香、鸡舌香。〔藏器曰〕鸡舌香与丁香同种，花实丛生，其中心最大者为鸡舌（击破有顺理而解为两向，如鸡舌，故名），乃是母丁香也。

■ 集解 〔恭曰〕鸡舌香树叶及皮并似栗，花如梅花，子似枣核，此雌树也，不入香用。其雄树虽花不实，采花酿之以成香。出昆仑及交州、爱州以南。

 鸡舌香

【气味】辛，微温，无毒。

【主治】风水毒肿，霍乱心痛，去恶气。（《别录》）

吹鼻，杀脑疳。入诸香中，令人身香。（甄权）

丁香

【气味】辛，温，无毒。

【主治】温脾胃，止霍乱拥胀，风毒诸肿，齿疳䘌。能发诸香。（《开宝》）

疗呕逆，甚验。（保昇）

丁香

去胃寒，理元气。气血盛者勿服。（元素）

治虚哕，小儿吐泻，痘疮胃虚，灰白不发。（时珍）

【发明】〔好古曰〕丁香与五味子、广茂同用，治奔豚之气。亦能泄肺，能补胃，大能疗肾。

〔时珍曰〕宋末太医陈文中，治小儿痘疮不光泽，不起发，或胀或泻，或渴或气促，表里俱虚之证。并用木香散、异攻散，倍加丁香、官桂。甚者丁香三五十枚，官桂一二钱。亦有服之而愈者。

附方

暴心气痛。鸡舌香末，酒服一钱。（《肘后方》）

干霍乱痛（不吐不下）。丁香十四枚，研末，以沸汤一升和之，顿服。不瘥更作。（思邈《千金方》）

小儿吐泻。丁香、橘红等分，炼蜜丸黄豆大。米汤化下。（刘氏《小儿方》）

小儿呕吐（不止）。丁香、生半夏各一钱，姜汁浸一夜，晒干为末，姜汁打面糊丸黍米大。量大小，用姜汤下。（《全幼心鉴》）

胃冷呕逆（气厥不通）。母丁香三个，陈橘皮一块（去白，焙），水煎，热服。（《十便良方》）

反胃吐食。用母丁香、神麹（炒）等分，为末。米饮服一钱。（《圣惠方》）

伤寒呃逆（及哕逆不定）。丁香一两，干柿蒂（焙）一两，为末。每服一钱，煎人参汤下。（《简要济众方》）

妇人产难。母丁香三十六粒，滴乳香三钱六分，为末，同活兔胆和杵下，丸作三十六丸。每服一丸，好酒化下，立验。名如意丹。（《颐真堂经验方》）

丁皮

即树皮也。似桂皮而厚。

【气味】同香。

【主治】齿痛。（李珣）

心腹冷气诸病。方家用代丁香。（时珍）

根

【气味】辛，热，有毒。

【主治】风热毒肿。不入心腹之用。（《开宝》）

安息香

释名 〔时珍曰〕此香辟恶，安息诸邪，故名。或云：安息，国名也。梵书谓之拙贝罗香。

集解 〔时珍曰〕今安南、三佛齐诸地皆有之。《一统志》云：树如苦楝，大而且直。叶似羊桃而长。木心有脂作香。

安息香

【气味】辛、苦，平，无毒。

【主治】心腹恶气，鬼疰。（《唐本》）

邪气魍魉，鬼胎血邪，辟蛊毒，霍乱风痛，男子遗精，暖肾气，妇人血噤，并产后血运。（《大明》）

附方

卒然心痛（或经年频发）。安息香研末，沸汤服半钱。（危氏《得效方》）

辛　夷

《本经》上品

释名 辛雉、侯桃、迎春。〔藏器曰〕辛夷花未发时，苞如小桃子，有毛，故名侯桃。初发如笔头，北人呼为木笔。其花最早，南人呼为迎春。

集解 〔《别录》曰〕辛夷生汉中、魏兴、梁州川谷。其树似杜仲，高丈余。子似冬桃而小。九月采实，曝干，去心及外毛。毛射人肺，令人咳。

〔弘景曰〕今出丹阳近道。形如桃子，小时气味辛香。

〔恭曰〕此是树花未开时收之。正月、二月好采。云九月采实者，恐误也。

〔宗奭曰〕辛夷，处处有之，人家园亭亦多种植，先花后叶，即木笔花也。其花未开时，苞上有毛，光长如笔，故取象而名。花有桃红、紫色二种，入药当用紫者，须未开时收之，已开者不佳。

〔时珍曰〕辛夷花，初出枝头，苞长半寸，而尖锐俨如笔头，重重有青黄茸毛顺铺，长半分许。及开则似莲花而小如盏，紫苞红焰，作莲及兰花香。亦有白色者，人呼为玉兰。又有千叶者，诸家言苞似小桃者，比类欠当。

辛夷

苞

【气味】辛，温，无毒。

【主治】五脏身体寒热，风头脑痛面䵟。久服下气，轻身明目，增年耐老。（《本经》）

温中解肌，利九窍，通鼻塞涕出，治面肿引齿痛，眩冒身兀兀如在车船之上者，生须发，去白虫。（《别录》）

鼻渊鼻鼽，鼻窒鼻疮，及痘后鼻疮，并用研末，入麝香少许，葱白蘸入数次，甚良。（时珍）

【发明】〔时珍曰〕鼻气通于天。天者头也，肺也。肺开窍于鼻，而阳明胃脉环鼻而上行。脑为元神之府，而鼻为命门之窍，人之中气不足，清阳不升，则头为之倾，九窍为之不利。辛夷之辛温走气而入肺，其体轻浮，能助胃中清阳上行通于天，所以能温中，治头面目鼻九窍之病。轩岐之后，能达此理者，东垣李杲一人而已。

龙脑香

《唐本草》

释名 片脑、羯婆罗香，膏名婆律香。〔时珍曰〕龙脑者，因其状加贵重之称也。以白莹如冰，及作梅花片者为良，故俗呼为冰片脑，或云梅花脑。

集解 〔时珍曰〕龙脑香，南番诸国皆有之。叶廷珪《香录》云：乃深山穷谷中千年老杉树，其枝干不曾损动者，则有香。若损动，则气泄无脑矣。

【气味】辛、苦，微寒，无毒。

【主治】心腹邪气，风湿积聚，耳聋，明目，去目赤肤翳。（《唐本》）

内外障眼，镇心秘精，治三虫

五痔。（李珣）

疗喉痹脑痛，鼻瘜齿痛，伤寒舌出，小儿痘陷，通诸窍，散郁火。（时珍）

苍龙脑

【主治】风疮骭黯，入膏煎良。不可点眼，伤人。（李珣）

婆律香膏

【主治】耳聋，摩一切风。（苏恭）

【发明】〔宗奭曰〕此物大通利关隔热塞，大人、小儿风痫闭塞，及暴得惊热，甚为济用。然非常服之药，独行则势弱，佐使则有功。于茶亦相宜，多则掩茶气。味甚清香，为百药之先，万物中香无出其右者。

龙脑香

〔时珍曰〕古方眼科、小儿科皆言龙脑辛凉，能入心经，故治目病、惊风多用之。痘疮心热血瘀倒黡者，用引猪血直入心窍，使毒气宣散于外，则血活痘发。其说皆似是而实未当也。

附方

目生肤翳。龙脑末一两，日点三五度。（《圣济总录》）

目赤目膜。龙脑、雄雀屎各八分，为末，以人乳汁一合调成膏。日日点之，无有不验。（《圣惠方》）

头脑疼痛。片脑一钱，纸卷作捻，烧烟熏鼻，吐出痰涎即愈。（《寿域方》）

风热喉痹。灯心一钱，黄柏五分（并烧存性），白矾七分（煅过），冰片脑三分，为末。每以一二分吹患处。此陆一峰家传绝妙方也。（《濒湖集简方》）

鼻中瘜肉（垂下者）。用片脑点之，自入。（《集简方》）

牙齿疼痛。梅花脑、朱砂末各少许，揩之立止。（《集简方》）

内外痔疮。片脑一二分，葱

汁化，搽之。（《简便方》）

伤寒舌出（过寸者）。梅花片脑半分，为末。掺之，随后即愈。（洪迈《夷坚志》）

子

【气味】辛，温。气似龙脑。

【主治】下恶气，消食，散胀满，香人口。（苏恭）

杜 仲

《本经》上品

释名 思仲、思仙、木绵、棉。〔时珍曰〕昔有杜仲服此得道，因以名之。

集解 〔《别录》曰〕杜仲生上虞山谷及上党、汉中。二月、五月、六月、九月采皮。

【气味】辛，平，无毒。

【主治】腰膝痛，补中益精气，坚筋骨，强志，除阴下痒湿，小便余沥。久服，轻身耐老。（《本经》）

【发明】〔时珍曰〕杜仲，古方只知滋肾，唯王好古言是肝经气分药，润肝燥，补肝虚，发昔人所未发也。盖肝主筋，肾主骨。肾充则骨强，肝充则筋健。屈伸利用，皆属于筋。杜仲色紫而润，味甘微辛，其气温平。甘温难补，微辛能润。故能入肝而补肾，子能令母实也。

杜仲

附方

肾虚腰痛。用杜仲（去皮，炙黄）一大斤，分作十剂。每夜取一剂，以水一大升，浸至五更，煎三分减一，取汁，以羊肾三四枚切下，再煮三五沸，如作羹法，和以椒、盐，空腹顿服。（崔元亮《海上集验方》）

苏合香

释名 〔时珍曰〕按郭义恭《广志》云：此香出苏合国，因以名之。

集解 〔时珍曰〕按《寰宇志》云：苏合油出安南、三佛齐诸国。树生膏，可为药，以浓而无滓者为上。叶廷珪《香谱》云：苏合香油出大食国。气味皆类笃耨香。沈括《笔谈》云：今之苏合香赤色如坚木，又有苏合油如藕胶，人多用之。而刘梦得《传信方》言：苏合香多薄叶，子如金色，按之即少，放之即起，良久不定，如虫动，气烈者佳。如此则全非今所用者，宜精考之。窃按沈氏所说，亦是油也。不必致疑。

【气味】甘，温，无毒。

【主治】辟恶，杀鬼精物，温疟蛊毒痫痓，去三虫，除邪，令人无梦魇。久服，通神明，轻身长年。（《别录》）

【发明】〔时珍曰〕苏合香气窜，能通诸窍脏腑，故其功能辟一切不正之气。按沈括《笔谈》云：太尉王文正公气羸多病。宋真宗面赐药酒一瓶，令空腹饮之，可以和气血，辟外邪。公饮之，大觉安健。次日称谢。上曰：此苏合香酒也。每酒一斗，入苏合香丸一两同煮。极能调和五脏，却腹中诸疾。每冒寒夙兴，则宜饮一杯。自此臣庶之家皆仿为之，此方盛行于时。其方本出唐玄宗《开元广济方》，谓之白术丸。后人亦编入《千金》《外台》，治疾有殊效。

附方

水气浮肿。苏合香、白粉、水银等分，捣匀，蜜丸小豆大。每服二丸，白水下。当下水出。

苏合香

椿樗

《唐本草》

释名 虎目树、大眼桐。〔时珍曰〕椿樗易长而多寿考，故有椿、樗之称。《庄子》言"大椿以八千岁为春秋"，是矣。椿香而樗臭，故椿字又作櫄，其气熏也。

集解〔恭曰〕椿、樗二树形相似，但樗木疏、椿木实为别也。

〔颂曰〕二木南北皆有之。形干大抵相类，但椿木实而叶香可啖，樗木疏而气臭，膳夫亦能熬去气，并采无时。樗木最为无用，《庄子》所谓"吾有大木，人谓之樗，其本拥肿不中绳墨，小枝曲拳不中规矩"者。《尔雅》云：栲，山樗。郭璞注云：栲似樗，色小白，生山中，因名。亦类漆树。俗语云：櫄、樗、栲、漆，相似如一。陆机《诗疏》云：山樗与田樗无异，叶差狭尔。吴人以叶为茗。

〔时珍曰〕椿、樗、栲，乃一木三种也。椿木皮细肌实而赤，嫩叶香甘可茹。樗木皮粗肌虚而白，其叶臭恶，歉年人或采食。栲木即樗之生山中者，木亦虚大，梓人亦或用之。然爪之如腐朽，故古人以为不材之木。不似椿木坚实，可入栋梁也。

椿樗

叶

【气味】苦，温，有小毒。

【主治】煮水，洗疮疥风疽。樗木根、叶尤良。(《唐本》)

白秃不生发，取椿、桃、楸叶心捣汁，频涂之。(时珍)

白皮及根皮

【气味】苦，温，无毒。

【主治】得地榆，止疳痢。(萧炳)

止女子血崩，产后血不止，赤带，肠风泻血不住，肠滑泻，缩小便。蜜炙用。(《大明》)

治赤白浊，赤白带，湿气下痢，精滑梦遗，燥下湿，去肺胃陈积之痰。(震亨)

【发明】〔时珍曰〕椿皮色赤而香，樗皮色白而臭，多服微利人。盖椿皮入血分而性涩，樗皮入气分而性利，不可不辨。其主治之功虽同，而涩利之效则异，正如茯苓、芍药，赤、白颇殊也。凡血分受病不足者，宜用椿皮；气分受病有郁者，宜用樗皮，此心得之微也。

小儿疳疾。椿白皮（日干）

二两为末，以粟米淘净研浓汁和，丸梧子大。十岁三四丸，米饮下，量人加减。仍以一丸纳竹筒中，吹入鼻内，三度良。（《子母秘录》）

女人白带。椿根白皮、滑石等分，为末，粥丸梧子大。每空腹白汤下一百丸。（《丹溪方》）

桐

《本经》下品

释名 白桐、黄桐、泡桐、椅桐、荣桐。〔时珍曰〕《本经》桐叶，即白桐也。桐华成筒，故谓之桐。其材轻虚，色白而有绮文，故俗谓之白桐、泡桐，古谓之椅桐也。先花后叶，故《尔雅》谓之荣桐。或言其花而不实者，未之察也。

集解 〔《别录》曰〕桐叶生桐柏山谷。

〔时珍曰〕陶注桐有四种，以无子者为青桐、冈桐，有子者为梧桐、白桐。寇注言白桐、冈桐皆无子。苏注以冈桐为桐。而贾思勰《齐民要术》言：实而皮青者为梧桐，华而不实者为白桐。盖白桐即泡桐也。其花紫色者名冈桐。荏桐即油桐也。青桐即梧桐之无实者。

桐叶

【气味】苦，寒，无毒。

【主治】恶蚀疮着阴。（《本经》）消肿毒，生发。（时珍）

手足肿浮。桐叶煮汁渍之，并饮少许。或加小豆，尤妙。（《圣惠方》）

发落不生。桐叶一把，麻子仁三升，米泔煮五六沸，去滓。日日洗之则长。（《肘后方》）

发白染黑。经霜桐叶及子，多收捣碎，以甑蒸之，生布绞汁，沐头。（《普济方》）

【主治】五痔，杀三虫。（《本经》）

五淋。沐发，去头风，生发滋润。（甄权）

治恶疮，小儿丹毒，煎汁涂之。（时珍）

桐

附方

肿从脚起。削桐木煮汁，渍之，并饮少许。（《肘后方》）

跌扑伤损。水桐树皮，去青留白，醋炒捣敷。（《集简方》）

樟 脑

《纲目》

释名 韶脑。

集解〔时珍曰〕樟脑出韶州、漳州。状似龙脑，白色如雪，樟树脂膏也。胡演升《炼方》云，煎樟脑法：用樟木新者切片，以井水浸三日三夜，入锅煎之，柳木频搅。待汁减半，柳上有白霜，即滤去滓，倾汁入瓦盆内。经宿，自然结成块也。他处虽有樟木，不解取脑。又炼樟脑法：用铜盆，以陈壁土为粉糁之，却糁樟脑一重，又糁壁土，如此四五重。以薄荷安土上，再用一盆覆之，黄泥封固，于火上欵欵炙之。须以意度之，不可太过、不及。勿令走气。候冷取出，则脑皆升于上盆。如此升两三次，可充片脑也。

【气味】辛，热，无毒。

【主治】通关窍，利滞气，治中恶邪气，霍乱心腹痛，寒湿脚气，疥癣风瘙，龋齿，杀虫辟蠹。着鞋中，去脚气。（时珍）

【发明】〔时珍曰〕樟脑纯阳，与焰消同性，水中生火，其焰益炽，

樟脑

故烧烟熏衣筐席簟，能辟壁虱、虫蛀。李石《续博物志》云：脚弱病人，用杉木为桶濯足，排樟脑于两股间，用帛绷定，月余甚妙。王玺《医林集要》方：治脚气肿痛。用樟脑二两，乌头三两，为末，醋糊丸弹子大。每置一丸于足心踏之，下以微火烘之，衣被围覆，汗出如涎为效。

今丹炉及烟火家多用之。辛热香窜，禀龙火之气，去湿杀虫，此其所长。

附方

小儿秃疮。韶脑一钱，花椒二钱，脂麻二两，为末。以退猪汤洗后，搽之。（《简便方》）

牙齿虫痛。用韶脑、朱砂等分，擦之神效。（《普济方》）

皂 荚

《本经》下品

释名 皂角、鸡栖子、乌犀、悬刀。〔时珍曰〕荚之树皂，故名。《广志》谓之鸡栖子，曾氏方谓之乌犀，《外丹本草》谓之悬刀。

集解 〔时珍曰〕皂树高大。叶如槐叶，瘦长而尖。枝间多刺。夏开细黄花。结实有三种：一种小如猪牙；一种长而肥厚，多脂而黏；一种长而瘦薄，枯燥不黏。以多脂者为佳。

皂 荚

【气味】辛、咸，温，有小毒。

【主治】风痹死肌邪气，风头泪出，利九窍，杀精物。（《本经》）

疗腹胀满，消谷，除咳嗽囊结，妇人胞不落，明目益精，可为沐药，不入汤。（《别录》）

搜肝风，泻肝气。（好古）

皂荚

通肺及大肠气，治咽喉痹塞，痰气喘咳，风疠疥癣。（时珍）

【发明】〔时珍曰〕皂荚属金，入手太阴、阳明之经。金胜木，燥胜风，故兼入足厥阴，治风木之病。其味辛而性燥，气浮而散。吹之导之，则通上下诸窍；服之，则治风湿痰喘肿满，杀虫；涂之，则散肿消毒，搜风治疮。

附方

胸中痰结。皂荚三十梃（去皮，切），水五升浸一夜，挼取汁，慢熬至可丸，丸如梧子大。每食后，盐浆水下十丸。（《圣惠方》）

脚气肿痛。皂角、赤小豆为末，酒、醋调，贴肿处。（《永类方》）

子

【气味】辛，温，无毒。

【主治】炒，舂去赤皮，以水浸软，煮熟，糖渍食之，疏导五脏风热壅。（宗奭）

核中白肉，入治肺药。核中黄心，嚼食，治膈痰吞酸。（苏颂）

治风热大肠虚秘，瘰疬肿毒疮癣。（时珍）

【发明】〔时珍曰〕皂荚味辛属金，能通大肠阳明燥金，乃辛以润之之义，非得湿则滑也。

附方

小儿流涎（脾热有痰）。皂荚子仁半两，半夏（姜汤泡七次）一钱二分，为末，姜汁丸麻子大。每温水下五丸。（《圣济总录》）

刺

【气味】辛，温，无毒。

【主治】米醋熬嫩刺作煎，涂疮癣有奇效。（苏颂）

【发明】〔杨士瀛曰〕皂荚刺能引诸药性上行，治上焦病。

〔时珍曰〕皂荚刺治风杀虫，功与荚同，但其锐利直达病所为异耳。

附方

小便淋闭。皂角刺（烧存性）、破故纸等分，为末。无灰酒服。（《圣济总录》）

妇人乳痈。皂角刺（烧存性）一两，蚌粉一钱，和研。每服一钱，温酒下。（《直指方》）

柳

《本经》下品

■**释名**　小杨、杨柳。〔恭曰〕柳与水杨全不相似。水杨叶圆阔而尖，枝条短硬。柳叶狭长而青绿，枝条长软。陶以柳为水杨，非也。〔时珍曰〕杨枝硬而扬起，故谓之杨；柳枝弱而垂流，故谓之柳，盖一类二种也。苏恭所说为是。

■**集解**　〔时珍曰〕杨柳，纵横倒顺插之皆生。春初生柔荑，即开黄蕊花。至春晚叶长成后，花中结细黑子，蕊落而絮出，如白绒，因风而飞。子着衣物能生虫，入池沼即化为浮萍。古者春取榆、柳之火。陶朱公种柳千树，可足柴炭。其嫩芽可作饮汤。随风状如飞雪，当用其末舒时者。子亦随花飞止，应水渍汁尔。

〔承曰〕柳絮可以捍毡，代羊毛为茵褥，柔软性凉，宜与小儿卧尤佳。

〔宗奭曰〕柳花黄蕊干时絮方出，收之贴灸疮良。絮之下连小黑子，因风而起，得水湿便生，如苦荬、地丁之花落结子成絮。古人以絮为花，谓花如雪者，皆误矣。藏器之说为是。又有实及子汁之文，诸家不解，今人亦不见用。

柳华

又名柳絮。

【气味】苦，寒，无毒。

【主治】风水黄疸，面热黑。柳实：主溃痈，逐脓血。（《本经》）

痂疥恶疮金疮。子汁：疗渴。（《别录》）

主止血，治湿痹，四肢挛急，膝痛。（甄权）

【发明】〔弘景曰〕柳华熟时，

附方

面上脓疮。柳絮、腻粉等分，以灯盏油调涂。（《普

济方》）

走马牙疳。杨花烧存性，入麝香少许，搽。（《保幼大全》）

脚多汗湿。杨花着鞋及袜内穿之。（《摘玄》）

柳叶或皮，水煮汁，入少盐，频洗之。（《肘后方》）

痘烂生蛆。嫩柳叶铺席上卧之，蛆尽出而愈也。（李楼《奇方》）

叶

【气味】同华。

【主治】恶疥痂疮马疥，煎煮洗之，立愈。又疗心腹内血，止痛。（《别录》）

煎水，洗漆疮。（弘景）

天行热病，传尸骨蒸劳，下水气。煎膏，续筋骨，长肉止痛。主服金石人发大热闷，汤火疮毒入腹热闷，及行疮。（《日华》）

疗白浊，解丹毒。（时珍）

附方

小儿丹烦。柳叶一斤，水一斗，煮取汁三升。揾洗赤处，日七八度。（《子母秘录》）

眉毛脱落。垂柳叶阴干为末，每姜汁于铁器中调，夜夜摩之。（《圣惠方》）

卒得恶疮（不可名识者）。

枝 及 根 白 皮

【气味】同华。

【主治】痰热淋疾。可为浴汤，洗风肿瘙痒。煮酒，漱齿痛。（苏恭）

小儿一日、五日寒热，煎枝浴之。（藏器）

柳

煎服，治黄疸白浊。酒煮，熨诸痛肿，去风止痛消肿。（时珍）

【发明】〔时珍曰〕柳枝去风消肿止痛。其嫩枝削为牙杖，涤齿甚妙。

附方

黄疸初起。柳枝煮浓汁半升，顿服。（《外台秘要》）

脾胃虚弱。不思饮食，食下不化，病似翻胃噎膈。清明日取柳枝一大把熬汤，煮小米作饭，洒面滚成珠子，晒干，袋悬风处。每用烧滚水随意下米，米沉住火，少时米浮，取看无硬心则熟，可顿食之。久则面散不黏矣。名曰络索米。（《简便方》）

阴卒肿痛。柳枝（三尺长）二十枚，细剉，水煮极热，以故帛裹包肿处，仍以热汤洗之。（《集验方》）

齿龈肿痛。垂柳枝、槐白皮、桑白皮、白杨皮等分，煎水，热含冷吐。又方：柳枝、桑枝煎水熬膏，入姜汁、细辛、芎劳末，每用擦牙。（《圣惠方》）

风虫牙痛。杨柳白皮卷如指大，含咀，以汁渍齿根，数过即愈。又方：柳枝一握剉，入少盐花，浆水煎含，甚验。又方：柳枝剉一升，大豆一升，合炒，豆熟，瓷器盛之，清酒三升，渍三日。频含漱涎，三日愈。（《古今录验》）

耳痛有脓。柳根细切，熟捣封之，燥即易之。（《斗门方》）

漏疮肿痛。柳根红须，煎水日洗。《摘玄方》：用杨柳条罐内烧烟熏之，出水即效。

乳痈妒乳（初起坚紫，众疗不瘥）。柳根皮熟捣火温，帛裹熨之。冷更易，一宿消。（《肘后方》）

汤火灼疮。柳皮烧灰涂之。亦可以根白皮煎猪脂，频敷之。（《肘后方》）

痔疮如瓜（肿痛如火）。柳枝煎浓汤洗之，艾灸三五壮。王及郎中病此，驿吏用此方灸之，觉热气入肠，大下血秽至痛，一顷遂消，驰马而去。（《本事方》）

黄 杨 木

集解 〔时珍曰〕黄杨生诸山野中，人家多栽插之。枝叶攒簇上耸；叶似初生槐芽而青厚，不花不实，四时不凋。其性难长，俗说岁长一寸，遇闰则退。今试之，但闰年不长耳。其木坚腻，作梳剜印最良。按段成式《酉阳杂俎》云：世重黄杨，以其无火也。用水试之，沉则无火。凡取此木，必以阴晦，夜无一星，伐之则不裂。

黄杨木

叶

【气味】苦，平，无毒。

【主治】妇人难产，入达生散中用。又主暑月生疖，捣烂涂之。（时珍）

槐

释名 櫰（音怀）。〔时珍曰〕按《周礼》外朝之法，面三槐，三公位焉。

集解 〔《别录》曰〕槐实生河南平泽。可作神烛。

〔时珍曰〕槐之生也，季春五日而兔目，十日而鼠耳，更旬而始规，二旬而叶成。初生嫩芽可炸熟，水淘过食，亦可作饮代茶。或采槐子种畦中，采苗食之亦良。其木材坚重，有青黄白黑色。其花未开时，状如米粒，炒过煎水染黄甚鲜。其实作荚连珠，中有黑子，以子连多者为好。

槐 花

【气味】苦，平，无毒。

【主治】五痔，心痛眼赤，杀腹

脏虫，及皮肤风热，肠风泻血，赤白痢，并炒研服。（《大明》）

凉大肠。（元素）

炒香频嚼，治失音及喉痹，又疗吐血衄血，崩中漏下。（时珍）

【发明】〔时珍曰〕槐花味苦、色黄、气凉，阳明、厥阴血分药也。故所主之病，多属二经。

槐

附方

吐血不止。槐花烧存性，入麝香少许，研匀，糯米饮下三钱。（《普济方》）

咯血唾血。槐花炒研。每服三钱，糯米饮下。仰卧一时取效。（朱氏方）

小便尿血。槐花（炒）、郁金（煨）各一两，为末。每服二钱，淡豉汤下，立效。（《箧中秘宝方》）

妇人漏血（不止）。槐花烧存性，研。每服二三钱，食前温酒下。（《圣惠方》）

血崩不止。槐花三两，黄芩二两，为末。每服半两，酒一碗，铜秤锤一枚，桑柴火烧红，浸入酒内，调服。忌口。（《乾坤秘韫》）

中风失音。炒槐花，三

更后仰卧嚼咽。（危氏《得效方》）

发背散血。槐花、绿豆粉各一升，同炒作象牙色，研末。用细茶一两，煎一碗，露一夜，调末三钱敷之，留头。勿犯妇女手。（《摄生众妙方》）

下血血崩。槐花一两，棕灰五钱，盐一钱，水三钟，煎减半服。（《摘玄方》）

叶

【气味】苦，平，无毒。

【主治】煎汤，治小儿惊痫壮热，疥癣及丁肿。皮、茎同用。（《大明》）

邪气产难绝伤，及瘾疹牙齿诸风，采嫩叶食。（孟诜）

附方

霍乱烦闷。槐叶、桑叶各一钱，炙甘草三分，水煎服之。（《圣惠方》）

肠风痔疾。用槐叶一斤，蒸熟晒干研末，煎饮代茶。久服明目。（《食医心镜》）

鼻气窒塞。以水五升煮槐叶，取三升，下葱、豉调和再煎，饮。（《千金方》）

枝

【气味】同叶。

【主治】洗疮及阴囊下湿痒。八月断大枝，候生嫩蘖，煮汁酿酒，疗大风痿痹甚效。（《别录》）

炮热，熨蝎毒。（恭）

青枝烧沥，涂癣。煅黑，揩牙去虫。煎汤，洗痔核。（颂）

烧灰，沐头长发。（藏器）

治赤目、崩漏。（时珍）

附方

九种心痛。当太岁上取新生槐枝一握，去两头，用水三大升，煎服一升，顿服。（《千金》）

崩中赤白（不问远近）。取槐枝烧灰，食前酒下方寸匕，日二服。（《梅师方》）

胎动欲产（日月未足者）。取槐树东引枝，令孕妇手把之，即易生。（《子母秘录》）

阴疮湿痒。槐树北面不见日枝，煎水洗三五遍。冷再暖之。（孟诜《必效方》）

木皮、根白皮

【气味】苦，平，无毒。

【主治】烂疮，喉痹寒热。（《别录》）

治中风皮肤不仁，浴男子阴疝卵肿，浸洗五痔，一切恶疮，妇人产门痒痛，乃汤火疮。煎膏，止痛长肉，消痈肿。（《大明》）

煮汁服，治下血。（苏颂）

附方

中风身直（不得屈申反复者）。取槐皮黄白者切之，以酒或水六升，煮取二升，稍稍服之。（《肘后方》）

破伤中风。避阴槐枝上皮，旋刻一片，安伤处，用艾灸皮上百壮。不痛者灸至痛，痛者灸至不痛，用火摩之。（《普济》）

痔疮有虫（作痒，或下脓

血）。多取槐白皮浓煮汁，先熏后洗。良久欲大便，当有虫出，不过三度即愈。仍以皮为末，绵裹纳下部中。（《梅师方》）

槐胶

【气味】苦，寒，无毒。

【主治】一切风，化涎，肝脏风，筋脉抽掣，及急风口噤，或四肢不收顽痹，或毒风周身如虫行，或破伤风，口眼偏斜，腰脊强硬。任作汤、散、丸、煎，杂诸药用之。亦可水煮和药为丸。（《嘉祐》）

煨热，绵裹塞耳，治风热聋闭。（时珍）

槐实

【气味】苦，寒，无毒。

【主治】五内邪气热，止涎唾，补绝伤，火疮，妇人乳瘕，子藏急痛。（《本经》）

久服，明目益气，头不白，延年。治五痔疮瘘，以七月七日取之，捣汁铜器盛之，日煎令可，丸如鼠屎，纳窍中，日三易乃愈。又堕胎。（《别录》）

杀虫去风。合房阴干煮饮，明目，除热泪，头脑心胸间热风烦闷，风眩欲倒，心头吐涎如醉，��如

肛车上者。（藏器）

治口齿风，凉大肠，润肝燥。（李杲）

【发明】〔好古曰〕槐实纯阴，肝经气分药也。治证与桃仁同。

〔时珍曰〕按《太清草木方》云：槐者虚星之精。十月上巳日采子服之，去百病，长生通神。《梁书》言庚肩吾常服槐实，年七十余，发鬓皆黑，目看细字，亦其验也。古方以子入冬月牛胆中渍之，阴干百日，每食后吞一枚。云久服明目通神，白发还黑。有痔及下血者，尤宜服之。

附方

槐角丸（治五种肠风泻血）。粪前有血名外痔，粪后有血名内痔，大肠不收名脱肛，谷道四面弩肉如奶名举痔，头上有孔名瘘疮，内有虫名虫痔，并皆治之。槐角（去梗，炒）一两，地榆、当归（酒焙）、防风、黄芩、枳壳（麸炒）各半两，为末，酒糊丸梧子大。每服五十丸，米饮下。（《和剂局方》）

大肠脱肛。槐角、槐花各等分，炒为末，用羊血蘸药，炙熟食之，以酒送下。猪腰

子（去皮）蘸炙亦可。（《百一选方》）

目热昏暗。槐子、黄连（去须）各二两，为末，蜜丸梧子大。每浆水下二十丸，日二服。（《圣济总录》）

大热心闷。槐子烧末，酒服方寸匕。（《伤寒类要》）

白 杨

《唐本草》

释名 独摇。〔时珍曰〕郑樵《通志》言，白杨一名高飞，与栘杨同名。今俗通呼栘杨为白杨，且白杨亦因风独摇，故得同名也。

集解 〔时珍曰〕白杨木高大。叶圆似梨而肥大有尖，面青而光，背甚白色，有锯齿。木肌细白，性坚直，用为梁栱，终不挠曲。与栘杨乃一类二种也，治病之功，大抵仿佛。嫩叶亦可救荒，老叶可作酒麹料。

木 皮

【气味】苦，寒，无毒。

【主治】毒风脚气肿，四肢缓弱不随，毒气游易在皮肤中，痰癖等，酒渍服之。（《唐本》）

煎汤日饮，止孕痢。煎醋含漱，止牙痛。煎浆水入盐含漱，治口疮。煎水酿酒，消瘿气。（时珍）

附方

妊娠下痢。白杨皮一斤，水一斗，煮取二升，分三服。（《千金方》）

白杨

叶

【主治】龋齿，煎水含漱。又治骨疽久发，骨从中出，频捣敷之。（时珍）

枝

【主治】消腹痛，治吻疮。（时珍）

附方

腹满癖坚（如石，积年不损者）。《必效方》：用白杨木东南枝（去粗皮，辟风细剉）五升，熬黄，以酒五升淋讫，用绢袋盛滓，还纳酒中，密封再宿。每服一合，日三服。（《外台秘要》）

郁 李

《本经》下品

释名 莫李、车下李、爵李、雀梅、棠棣。〔时珍曰〕郁，《山海经》作栯，馥郁也。花、实俱香，故以名之。

集解 〔时珍曰〕其花粉红色，实如小李。

核 仁

【气味】酸，平，无毒。

【主治】大腹水肿，面目四肢浮肿，利小便水道。（《本经》）

肠中结气，关格不通。（甄权）

通泄五脏膀胱急痛，宣腰胯冷脓，消宿食下气。（《大明》）

破癖气，下四肢水，酒服四十九粒，能泻结气。（孟诜）

专治大肠气滞，燥涩不通。（李杲）

【发明】〔时珍曰〕郁李仁甘苦而润，其性降，故能下气利水。按《宋史·钱乙传》云：一乳妇因悸而病，既愈，目张不得瞑。乙曰：煮郁李酒饮之使醉，即愈。所以然者，目系内连肝胆，恐则气结，胆横不下。郁李能去结，随酒入胆，结去胆下，则目能瞑矣。此盖得肯綮之妙者也。

郁李

附方

小儿多热。熟汤研郁李仁如杏酪,一日服二合。(姚和众《至宝方》)

脚气浮肿(心腹满,大小便不通,气急喘息者)。郁李仁十二分(捣烂,水研绞汁),薏苡(捣如粟大)三合,同煮粥食之。(韦宙《独行方》)

卒心痛刺。郁李仁三七枚嚼烂,以新汲水或温汤下。须臾痛止,却热呷薄盐汤。(姚和众《至宝方》)

根

【气味】酸,凉,无毒。

【主治】齿龈肿,龋齿,坚齿。(《本经》)

治风虫牙痛,浓煎含漱。治小儿身热,作汤浴之。(《大明》)

合 欢

《本经》中品

释名 合昏、夜合、青裳、萌葛、乌赖树。〔藏器曰〕其叶至暮即合,故云合昏。

集解 〔颂曰〕今汴洛间皆有之,人家多植于庭除间。木似梧桐,枝叶柔弱。叶似皂角,极细而繁密,互相交结。每一风来,辄自相解了,不相牵缀。采皮及叶用,不拘时月。

木皮

【气味】甘,平,无毒。

【主治】安五脏,和心志,令人欢乐无忧。久服,轻身明目,得所欲。(《本经》)

杀虫。捣末,和铛下墨,生油调,涂蜘蛛咬疮。用叶,洗衣垢。(藏器)

折伤疼痛,花研末,酒服二钱匕。(宗奭)

合欢

附方

肺痈唾浊(心胸甲错)。取夜合皮一掌大,水三升,煮取一半,分二服。(韦宙《独行方》)

巴 豆

释名 巴菽、刚子、老阳子。〔时珍曰〕此物出巴蜀，而形如菽豆，故以名之。

集解〔颂曰〕今嘉州、眉州、戎州皆有之。木高一二丈。叶如樱桃而厚大，初生青色，后渐黄赤，至十二月叶渐凋，二月复渐生，四月旧叶落尽，新叶齐生，即花发成穗，微黄色。五、六月结实作房，生青，至八月熟而黄，类白豆蔻，渐渐自落，乃收之。

〔时珍曰〕巴豆房似大风子壳而脆薄，子及仁皆似海松子。所云似白豆蔻者，殊不类。

【气味】辛，温，有毒。

【主治】伤寒温疟寒热，破癥瘕结聚坚积，留饮痰癖，大腹水胀，荡练五脏六腑，开通闭塞，利水谷道，去恶肉，除鬼毒蛊疰邪物，杀虫鱼。（《本经》）

疗女子月闭烂胎，金疮脓血，不利丈夫阴，杀斑蝥蛇虺毒。可练饵之，益血脉，令人色好，变化与鬼神通。（《别录》）

治十种水肿，痿痹，落胎。（《药性》）

通宣一切病，泄壅滞，除风补劳，健脾开胃，消痰破血，排脓消肿毒，杀腹脏虫，治恶疮瘜肉，及

巴豆

疥癞疔肿。（《日华》）

导气消积，去脏腑停寒，治生冷硬物所伤。（元素）

治泻痢惊痫，心腹痛疝气，风喎耳聋，喉痹牙痛，通利关窍。（时珍）

【发明】〔元素曰〕巴豆乃斩关夺门之将，不可轻用。

〔从正曰〕伤寒风湿，小儿疮痘，妇人产后，用之下膈，不死亦危。奈何庸人畏大黄而不畏巴豆，

以其性热而剂小耳。岂知以蜡匮之，犹能下后使人津液枯竭，胸热口燥，耗却天真，留毒不去，他病转生。故下药宜以为禁。

〔时珍曰〕巴豆峻用则有戡乱劫病之功，微用亦有抚缓调中之妙。譬之萧、曹、绛、灌，乃勇猛武夫，而用之为相，亦能辅治太平。

附方

一切积滞。巴豆一两，蛤粉二两，黄柏三两，为末，水丸绿豆大。每水下五丸。（《医学切问》）

食疟积疟。巴豆（去皮、心）二钱，皂荚（去皮、子）六钱，捣丸绿豆大。一服一丸，冷汤下。（《肘后方》）

一切恶疮。巴豆三十粒，麻油煎黑，去豆，以油调硫黄、轻粉末，频涂取效。（《普济》）

【主治】中风痰厥气厥，中恶喉痹，一切急病，咽喉不通，牙关紧闭。以研烂巴豆绵纸包，压取油用捻点灯，吹灭熏鼻中，或用热烟刺入喉内，即时出涎或恶血便苏。又舌上无故出血，以熏舌之上下，自止。（时珍）

【主治】消积滞，治泻痢。（时珍）

附方

痢频脱肛（黑色坚硬）。用巴豆壳烧灰，芭蕉自然汁煮，入朴硝少许，洗软，用真麻油点火滴于上，以枯矾、龙骨少许为末，掺肛头上，以芭蕉叶托入。（危氏《得效方》）

桑

《本经》中品

释名 子名椹。〔时珍曰〕徐锴《说文解字》云：叒（音若），东方自然神木之名，其字象形。桑乃蚕所食，异于东方自然之神木，故加木于叒下而别之。

集解 〔颂曰〕方书称桑之功最神，在人资用尤多。《尔雅》云：桑辨有葚者栀。又云：女桑，桋桑。檿桑，山桑。郭璞云：辨，半也。葚与椹同。一半有椹，一半无槌，名栀。俗间呼桑之小而条长者，皆为女桑。其山桑似桑，材中弓弩；檿桑丝中琴瑟，皆材之美者也。他木鲜及之。

〔时珍曰〕桑有数种：有白桑，叶大如掌而厚；鸡桑，叶花而薄；子桑，先椹而后叶；山桑，叶尖而长。以子种者，不若压条而分者。桑生黄衣，谓之金桑。其木必将槁矣。《种树书》云：桑以构接则桑大。桑根下埋龟甲，则茂盛不蛀。

桑 根 白 皮

【气味】甘，寒，无毒。

【主治】伤中，五劳六极，羸瘦，崩中绝脉，补虚益气。（《本经》）

去肺中水气，唾血热渴，水肿腹满胪胀，利水道，去寸白，可以缝金疮。（《别录》）

治肺气喘满，虚劳客热头痛，内补不足。（甄权）

桑

煮汁饮，利五脏。入散用，下一切风气水气。（孟诜）

泻肺，利大小肠，降气散血。（时珍）

【发明】〔时珍曰〕桑白皮长于利小水，乃实则泻其子也。故肺中有水气及肺火有余者宜之。

附方

金刃伤疮。新桑白皮烧灰，和马粪涂疮上，数易之。亦可煮汁服之。（《广利方》）

杂物眯眼。新桑根白皮洗净，捶烂入眼，拨之自出。（《圣惠方》）

产后下血。炙桑白皮，煮水饮之。（《肘后方》）

发鬓堕落。桑白皮（剉）二升。以水淹浸，煮五六沸，去滓，频频洗沐，自不落也。（《千金方》）

发槁不泽。桑根白皮、柏叶各一斤，煎汁沐之即润。（《圣惠方》）

皮 中 白 汁

【主治】小儿口疮白漫漫，拭净涂之便愈。又涂金刃所伤燥痛，须臾血止，仍以白皮裹之。甚良。

（苏颂）

取枝烧沥，治大风疮疥，生眉、发。（时珍）

附方

小儿鹅口。桑白皮汁，和胡粉涂之。（《子母秘录》）

解百毒气。桑白汁一合服之，须臾吐利自出。（《肘后方》）

破伤中风。桑沥、好酒，对和温服，以醉为度。醒服消风散。（《摘玄方》）

桑椹

【主治】单食，止消渴。（苏恭）

利五脏关节，通血气，久服不饥，安魂镇神，令人聪明，变白不老。多收曝干为末。蜜丸日服。（藏器）

捣汁饮，解中酒毒。酿酒服，利水气消肿。（时珍）

附方

发白不生。黑熟桑椹，水浸日晒，搽涂，令黑而复生也。（《千金方》）

叶

【气味】苦、甘，寒，有小毒。

【主治】除寒热，出汗。（《本经》）

煎浓汁服，能除脚气水肿，利大小肠。（苏恭）

炙熟煎饮，代茶止渴。（孟诜）

煎饮，利五脏，通关节，下气。嫩叶煎酒服，治一切风。蒸熟捣，罯风痛出汗，并扑损瘀血。按烂，涂蛇、虫伤。（《大明》）

治劳热咳嗽，明目长发。（时珍）

【发明】〔颂曰〕桑叶可常服。神仙服食方：以四月桑茂盛时采叶，又十月霜后三分，二分已落时，一分在者，名神仙叶，即采取，与前叶同阴干捣末，丸、散任服。或煎水代茶饮之。又霜后叶煮汤，淋渫手足，去风痹殊胜。又微炙和桑衣煎服。治痢及金疮诸损伤，止血。

〔时珍曰〕桑叶乃手、足阳明之药，汁煎代茗，能止消渴。

附方

风眼下泪。腊月不落桑叶煎汤，日日温洗。或入芒硝。（《集简方》）

赤眼涩痛。桑叶为末，纸卷烧烟熏鼻取效，《海上方》也。（《普济方》）

头发不长。桑叶、麻叶煮泔

水沐之。七次可长数尺。(《千金方》)

吐血不止。晚桑叶焙研，凉茶服三钱。只一服止，后用补肝肺药。(《圣济总录》)

小儿渴疾。桑叶不拘多少，逐片染生蜜，线系蒂上，绷，阴干细切，煎汁日饮代茶。(《胜金方》)

汤火伤疮。经霜桑叶烧存性，为末。油和敷之。三日愈。(《医学正传》)

手足麻木（不知痛痒）。霜降后桑叶煎汤，频洗。(《救急方》)

枝

【气味】苦，平。

【主治】遍体风痒干燥，水气脚

气风气，四肢拘挛，上气眼运，肺气咳嗽，消食利小便，久服轻身，聪明耳目，令人光泽。疗口干及痈疽后渴，用嫩条细切一升，熬香煎饮，亦无禁忌。久服，终身不患偏风。(苏颂)

附方

水气脚气。桑条二两，炒香，以水一升，煎二合，每日空心服之，亦无禁忌。(《圣济总录》)

风热臂痛。桑枝一小升切炒，水三升，煎二升，一日服尽。许叔微云：尝病臂痛，诸药不效，服此数剂寻愈。观《本草切用》及《图经》言其不冷不热，可以常服；《抱朴子》言，一切仙药，不得桑枝煎不服，可知矣。(《本事方》)

卮　子

《本经》中品

释名　木丹、越桃、鲜支。花名薝卜。〔时珍曰〕卮，酒器也。卮子象之，故名。俗作栀。司马相如赋云：鲜支黄烁。注云：鲜支即支子也。佛书称其花为薝卜，谢灵运谓之林兰，曾端伯呼为禅友。或曰：薝卜金色，非栀子也。

集解　〔《别录》曰〕栀子生南阳川谷。九月采实，曝干。

〔弘景曰〕处处有之。亦两三种小异，

以七棱者为良。经霜乃取，入染家用，于药甚稀。

〔时珍曰〕栀子叶如兔耳，厚而深绿，

春荣秋瘁。入夏开花，大如酒杯，白瓣黄蕊，随即结实，薄皮细子有须，霜后收之。蜀中有红栀子，花烂红色，其实染物则赭红色。

【气味】苦，寒，无毒。

【主治】五内邪气，胃中热气，面赤酒疱齄鼻，白癞赤癞疮疡。（《本经》）

疗目赤热痛，胸心大小肠大热，心中烦闷。（《别录》）

解玉支毒。（弘景）

治心烦懊侬不得眠，脐下血滞而小便不利。（元素）

泻三焦火，清胃脘血，治热厥心痛，解热郁，行结气。（震亨）

治吐血衄血，血痢下血血淋，损伤瘀血，及伤寒劳复，热厥头痛，疝气，汤火伤。（时珍）

卮子

附方

鼻中衄血。山卮子烧灰吹之。屡用有效。（黎居士《易简方》）

血淋涩痛。生山卮子末、滑石等分，葱汤下。（《经验良方》）

小便不通。卮子仁十四个，独头蒜一个，沧盐少许，捣贴脐及囊，良久即通。（《普济方》）

下利鲜血。卮子仁烧灰。水服一钱匕。（《食疗本草》）

热毒血痢。卮子十四枚，去皮捣末，蜜丸梧子大。每服三丸，日三服，大效。亦可水煎服。（《肘后方》）

临产下痢。卮子烧研，空心热酒服一匙，甚者不过五服。（《胜金方》）

冷热腹痛（疠刺，不思饮食）。山卮子、川乌头等分，生研为末，酒糊丸如梧子大。每服十五丸，生姜汤下。小腹痛，茴香汤下。（《博济方》）

胃脘火痛。大山卮子七枚或九枚炒焦，水一盏，煎七分，入

生姜汁饮之，立止。复发者，必不效。用玄明粉一钱服，立止。（《丹溪纂要》）

五脏诸气（益少阴血）。用卮子炒黑研末，生姜同煎，饮之甚捷。（《丹溪纂要》）

热病食复（及交接后发动欲死，不能语）。卮子三十枚，水三升，煎一升服，令微汗。（《梅师方》）

小儿狂躁（蓄热在下，身热狂躁，昏迷不食）。卮子仁七枚，豆豉五钱，水一盏，煎七分，服之。或吐或不吐，立效。（阎孝忠《集效方》）

风痰头痛（不可忍）。卮子末和蜜，浓敷舌上，吐即止。（《兵部手集》）

火焰丹毒。卮子捣，和水涂之。（《梅师方》）

火疮未起。卮子仁烧研，麻油和，封之。已成疮，烧白糖灰粉之。（《千金方》）

猘犬咬伤。卮子皮（烧研）、石硫黄等分，为末。敷之。日三。（《梅师方》）

汤烫火烧。卮子末和鸡子清，浓扫之。（《救急方》）

花

【主治】悦颜色，《千金翼》面膏用之。（时珍）

金櫻子

《蜀本草》

释名 刺梨子、山石榴、山鸡头子。〔时珍曰〕金櫻当作金罂，谓其子形如黄罂也。石榴、鸡头皆象形。又杜鹃花、小檗并名山石榴，非一物也。

集解 〔颂曰〕今南中州郡多有，而以江西、剑南、岭外者为胜。丛生郊野中，大类蔷薇，有刺。四月开白花。夏秋结实，亦有刺，黄赤色，形似小石榴，十一月、十二月采。江南、蜀中人熬作煎，酒服，云补治有殊效。宜州所供，云《本草》谓之营实。今校之，与营实殊别也。

〔时珍曰〕山林间甚多。花最白腻，其实大如指头，状如石榴而长。其核细碎而有白毛，如营实之核而味甚涩。

子

【气味】酸，涩，平，无毒。

【主治】脾泄下痢，止小便利，涩精气。久服，令人耐寒轻身。（《蜀本》）

【发明】〔时珍曰〕无故而服之，以取快欲则不可。若精气不固者服之，何咎之有？

附方

补血益精。金樱子（即山石榴，去刺及子，焙）四两，缩砂二两，为末。炼蜜和，丸梧子大。每服五十丸，空心温酒服。（《奇效良方》）

久痢不止。严紧绝妙。方：罂粟壳（醋炒）、金樱（花、叶及子）等分，为末。蜜丸芡子大。每服五七丸，陈皮煎汤化下。（《普济方》）

【气味】同子。

【主治】止冷热痢，杀寸白、蛔虫等。和铁粉研匀，拔白发涂之，即生黑者。亦可染须。（《大明》）

【主治】痈肿。嫩叶研烂，入少盐涂之，留头泄气。又金疮出血，五月五日采。同桑叶、苎叶等分，阴干研末敷之，血止口合，名军中一捻金。（时珍）

金樱子

相思子

释名 红豆。〔时珍曰〕按《古今诗话》云：相思子圆而红。故老言：昔有人殁于边，其妻思之，哭于树下而卒，因以名之。

集解 〔时珍曰〕相思子生岭南。树高丈余，白色。其叶似槐，其花似皂荚，其荚似扁豆。其子大如小豆，半截红色，半截黑色，彼人以嵌首饰。段公路《北户录》言有蔓生，用子收龙脑香相宜，令香不耗也。

相思子

【气味】苦，平，有小毒，吐人。

【主治】通九窍，去心腹邪气，止热闷头痛，风痰瘴疟，杀腹脏及皮肤内一切虫，除蛊毒。取二七枚研服，即当吐出。（时珍）

附方

瘴疟寒热。相思子十四枚，水研服，取吐立瘥。（《千金方》）

棕 榈

宋《嘉祐》

▌**释名** 栟榈。〔时珍曰〕皮中毛缕如马之鬃鬣，故名。鬃，俗作棕。鬣，音闾，鬣也。栟，音并。

▌**集解** 〔时珍曰〕棕榈，川、广甚多，今江南亦种之，最难长。初生叶如白及叶，高二三尺则木端数叶大如扇，上耸，四散歧裂，其茎三棱，四时不凋。其干正直无枝，近叶处有皮裹之，每长一层即为一节。

🌸 **笋及子花**

【气味】苦，涩，平，无毒。

【主治】涩肠，止泻痢肠风，崩中带下，及养血。（藏器）

棕榈

附方

大肠下血。棕笋煮熟，切片晒干为末，蜜汤或酒服一二钱。（《集简方》）

皮

【气味】同子。

【主治】止鼻衄吐血，破症，治肠风赤白痢，崩中带下，烧存性用。（《大明》）

主金疮疥癣，生肌止血。（李珣）

【发明】〔宗奭曰〕棕皮烧黑，治妇人血露及吐血，须佐以他药。〔时珍曰〕棕灰性涩，若失血去多，瘀滞已尽者，用之切当，所谓涩可去

脱也。与乱发同用更良。年久败棕入药尤妙。

附方

鼻血不止。棕榈灰，随左右吹之。（黎居士方）

血崩不止。棕榈皮烧存性，空心淡酒服三钱。一方：加煅白矾等分。（《妇人良方》）

血淋不止。棕榈皮（半烧半炒）为末，每服二钱，甚效。（《卫生家宝方》）

下血不止。棕榈皮半斤，瓜蒌一个，烧灰。每服二钱，米饮调下。（《百一选方》）

水谷痢下。棕榈皮烧研，水服方寸匕。（《近效方》）

茯苓

《本经》上品

释名 伏灵、伏菟、松腴、不死面，抱根者名伏神。〔时珍曰〕茯苓，《史记·龟策传》作伏灵。盖松之神灵之气，伏结而成，故谓之伏灵、伏神也。

集解〔时珍曰〕下有茯苓，则上有灵气如丝之状，山人亦时见之。茯苓有大如斗者，有坚如石者，绝胜。其轻虚者不佳，盖年浅未坚故尔。

【气味】甘，平，无毒。

【主治】止消渴好睡，大腹淋沥，膈中痰水，水肿淋结，开胸腑，调脏气，伐肾邪，长阴，益气力，保神守中。（《别录》）

开胃止呕逆，善安心神，主肺

瘰痰壅，心腹胀满，小儿惊痫，女人热淋。（甄权）

补五劳七伤，开心益志，止健忘，暖腰膝，安胎。（《大明》）

止渴，利小便，除湿益燥，和中益气，利腰脐间血。（元素）

逐水缓脾，生津导气，平火止泄，除虚热，开腠理。（李杲）

泻膀胱，益脾胃，治肾积奔豚。（好古）

茯苓

魂而炼魄，利窍而益肌，厚肠而开心，调营而理卫，上品仙药也。善能断谷不饥。

〔宗奭曰〕茯苓行水之功多，益心脾不可缺也。

赤 茯 苓

【主治】破结气。（甄权）

泻心、小肠、膀胱湿热，利窍行水。（时珍）

茯 苓 皮

【主治】水肿肤胀，开水道，开腠理。（时珍）

【发明】〔弘景曰〕茯苓白色者补，赤色者利。俗用甚多，仙方服食亦为至要。云其通神而致灵，和

神 木

【主治】偏风，口面㖞斜，毒风，筋挛不语，心神惊掣，虚而健忘。（甄权）

治脚气痹痛，诸筋牵缩。（时珍）

【发明】〔弘景曰〕仙方止云茯苓而无茯神，为疗既同，用应无嫌。

酸 枣

《本经》上品

▌释名 棘、山枣。

▌集解 〔《别录》曰〕酸枣生河东川泽。八月采实，阴干，四十日成。

久泄，虚汗烦渴，补中，益肝气，坚筋骨，助阴气，能令人肥健。（《别录》）

【发明】〔时珍曰〕酸枣实味酸性收，故主肝病，寒热结气，酸痹久泄，脐下满痛之证。其仁甘而润，故熟用疗胆虚不得眠、烦渴虚汗之证，生用疗胆热好眠，皆足厥阴、少阳药也。今人专以为心家药，殊昧此理。

酸枣

〔弘景曰〕今出东山间，云即山枣树。子似武昌枣而味极酸，东人啖之以醒睡，与经文疗不得眠正相反。

【气味】酸，平，无毒。

【主治】心腹寒热，邪结气聚，四肢酸痛湿痹。久服，安五脏，轻身延年。（《本经》）

烦心不得眠，脐上下痛，血转

附方

振悸不眠。《胡洽方》酸枣仁汤：用酸枣仁二升，茯苓、白术、人参、甘草各二两，生姜六两，水八升，煮三升，分服。（《图经》）

睡中汗出。酸枣仁、人参、茯苓等分，为末。每服一钱，米饮下。（《简便方》）

枸杞、地骨皮

《本经》上品

释名 枸檵（音计）、枸棘、苦杞、地骨。〔时珍曰〕枸、杞二树名。此物棘如枸之刺，茎如杞之条，故兼名之。

集解 〔时珍曰〕古者枸杞、地骨取常山者为上，其他丘陵阪岸者皆可用。后世唯取陕西者良，而又以甘州者为绝品。

【气味】枸杞，苦，寒，无毒。

【主治】枸杞，主五内邪气，热中消渴，周痹风湿。久服，坚筋骨，轻身不老，耐寒暑。（《本经》）

下胸胁气，客热头痛，补内伤大劳嘘吸，强阴，利大小肠。（《别录》）

补精气诸不足，易颜色，变白，明目安神，令人长寿。（甄权）

【发明】〔时珍曰〕此乃通指枸杞根、苗、花、实并用之功也。其单用之功，今列于下。

地 骨 皮

【气味】苦，寒。

【主治】细剉，拌面煮熟，吞之，去肾家风，益精气。（甄权）

泻肾火，降肺中伏火，去胞中

枸杞

火。退热，补正气。（好古）

去下焦肝肾虚热。（时珍）

枸 杞 子

【气味】苦，寒。〔权曰〕甘，平。

【主治】坚筋骨，耐老，除风，去虚劳。补精气。（孟诜）

主心病嗌干心痛，渴而引饮；肾病消中。（好古）

【发明】〔时珍曰〕枸杞之滋益不独子，而根亦不止于退热而已。但根、苗、子之气味稍殊，而主治亦未必无别。盖其苗乃天精，苦甘而凉，上焦心肺客热者宜之；根乃地骨，甘淡而寒，下焦肝肾虚热者宜之。此皆三焦气分之药，所谓热淫于内，泻以甘寒也。至于子则甘平而润，性滋而补，不能退热，止能补肾润肺，生精益气。此乃平补之药，所谓精不足者，补之以味也。分而用之，则各有所主；兼而用之，则一举两得。

> **附方**
>
> 枸杞酒。用生枸杞子五升捣破，绢袋盛，浸好酒二斗中，密封勿泄气，二七日。服之任性，

勿醉。(《外台秘要》)

面黯皯疱。枸杞子十斤，生地黄三斤，为末。每服方寸匕，温酒下，日三服。久则童颜。(《圣惠方》)

五劳七伤（庶事衰弱）。枸杞叶半斤（切），粳米二合，豉汁和，煮作粥。日日食之，良。(《经验后方》)

冬 青

《纲目》

释名 冻青。〔藏器曰〕冬月青翠，故名冬青。江东人呼为冻青。

集解 〔时珍曰〕冻青亦女贞别种也，山中时有之。但以叶微团而子赤者为冻青，叶长而子黑者为女贞。按《救荒本草》云：冻青树高丈许，树似枸骨子树而极茂盛。又叶似槠子树叶而小，亦似椿叶微窄而头颇圆，不尖。五月开细白花，结子如豆大，红色。其嫩芽炸熟，水浸去苦味，淘洗，五味调之可食。

冬青

子 及 木 皮

【气味】甘、苦，凉，无毒。

【主治】浸酒，去风虚，补益肌肤。皮之功同。（藏器）

叶

【主治】烧灰，入面膏，治皯𪒰，灭瘢痕，殊效。（苏颂）

附方

痔疮。冬至日取冻青树子，盐酒浸一夜，九蒸九晒，瓶收。每日空心酒吞七十粒，卧时再服。(《集简方》)

厚朴

释名 烈朴、赤朴、厚皮。树名榛，子名逐折。〔时珍曰〕其木质朴而皮厚，味辛烈而色紫赤，故有厚朴、烈、赤诸名。

集解〔《别录》曰〕厚朴生交趾、冤句。三月、九月、十月采皮，阴干。

〔宗奭曰〕今伊阳县及商州亦有，但薄而色淡，不如梓州者厚而紫色有油。

〔时珍曰〕朴树肤白肉紫，叶如槲叶。五、六月开细花，结实如冬青子，生青熟赤，有核。七、八月采之，味甘美。

皮

【气味】苦、温、无毒。

【主治】中风伤寒，头痛寒热惊悸，气血痹，死肌，去三虫。（《本经》）

温中益气，消痰下气，疗霍乱及腹痛胀满，胃中冷逆，胸中呕不止，泄痢淋露，除惊，去留热心烦满，厚肠胃。（《别录》）

健脾，治反胃，霍乱转筋，冷热气，泻膀胱及五脏一切气，妇人产前产后腹脏不安，杀肠中虫，明耳目，调关节。（《大明》）

治积年冷气，腹内雷鸣虚吼，宿食不消，去结水，破宿血，化水谷，止吐酸水，大温胃气，治冷痛，主病人虚而尿白。（甄权）

主肺气胀满，膨而喘咳。（好古）

【发明】〔宗奭曰〕厚朴，平胃散中用，最调中。至今此药盛行，既能温脾胃，又能走冷气，为世所须也。

〔元素曰〕厚朴之用有三：平胃，一也；去腹胀，二也；孕妇忌之，三也。虽除腹胀，若虚弱人，宜斟酌用之，误服脱人元气。唯寒胀大热药中兼用，乃结者散之之神药也。

厚朴

〔震亨曰〕厚朴属土，有火。其气温，能泻胃中之实也，平胃散用之。佐以苍术，正为泻胃中之湿，平胃土之太过，以致于中和而已，非谓温补脾胃也。习以成俗，皆谓之补，哀哉！其治腹胀者，因其味辛以提其滞气，滞行则宜去之。若气实人，误服参、芪药多补气，胀闷或作喘，宜此泻之。

本草纲目

附方

厚朴煎丸。孙兆尝：补肾不如补脾。脾胃气壮，则能饮食。饮食既进，则益营卫，养精血，滋骨髓。是以《素问》云：精不足者补之以味，形不足者补之以气。此药大补脾胃虚损，温中降气，化痰进食，去冷饮、呕吐、泄泻等证。用厚朴去皮剉片，用生姜二斤连皮切片，以水五升同煮干，去姜，焙朴。以干姜四两，甘草二两，再同厚朴以水五升煮干，去草，焙姜、朴为末。用枣肉、生姜同煮熟，去姜，捣枣和丸梧子大。每服五十丸，米饮下。一方：加熟附子。（王璆《百一选方》）

痰壅呕逆（心胸满闷，不下饮食）。厚朴一两，姜汁炙黄，为末。非时米饮调下二钱匕。（《圣惠方》）

腹胀脉数。厚朴三物汤：用厚朴半斤，枳实五枚，以水一斗二升，煎取五升，入大黄四两，再煎三升。温服一升，转动更服，不动勿服。（张仲景《金匮要略》）

腹痛胀满。厚朴七物汤：用厚朴半斤（制），甘草、大黄各三两，枣十枚，大枳实五枚，桂二两，生姜五两，以水一斗，煎取四升。温服八合，日三。呕者，加半夏五合。（《金匮要略》）

男女气胀。心闷，饮食不下，冷热相攻，久患不愈。厚朴（姜汁炙焦黑），为末。以陈米饮调服二钱匕，日三服。（《斗门方》）

小儿吐泻（胃虚及有痰惊）。梓朴散：用梓州厚朴一两，半夏（汤泡七次，姜汁浸半日，晒干），一钱，以米泔三升同浸一百刻，水尽为度。如未尽，少加火熬干。去厚朴，只研半夏。每服半钱或一字，薄荷汤调下。（钱乙《小儿直诀》）

下痢水谷（久不瘥者）。厚朴三两，黄连三两，水三升，煎一升，空心细服。（《梅师方》）

大肠干结。厚朴生研，猪脏（煮）捣和丸梧子大。每姜水下三十丸。（《十便良方》）

尿浑白浊（心脾不调，肾气浑浊）。用厚朴（姜汁炙）一两，白茯苓一钱，水、酒各一碗，煎一碗，温服。（《经验良方》）

月水不通。厚朴三两（炙，切），水三升，煎一升，分二服，空心饮。不过三四剂，神验。一加桃仁、红花。（《子母秘录》）

逐折

【气味】甘，温，无毒。

【主治】疗鼠瘘，明目益气。（《别录》）

女 贞

《本经》上品

释名 贞木、冬青、蜡树。〔时珍曰〕此木凌冬青翠，有贞守之操，故以贞女状之。

集解 〔时珍曰〕女贞、冬青、枸骨，三树也。女贞即今俗呼蜡树者，冬青即今俗呼冻青树者，枸骨即今俗呼猫儿刺者。东人因女贞茂盛，亦呼为冬青，与冬青同名异物，盖一类二种尔。

品无毒妙药，而古方罕知用者，何哉？《典术》云：女贞木乃少阴之精，故冬不落叶。观此，则其益肾之功，尤可推矣。

实

【气味】苦，平，无毒。

【主治】补中，安五脏，养精神，除百病。久服，肥健轻身不老。（《本经》）

强阴，健腰膝，变白发，明目。（时珍）

【发明】〔时珍曰〕女贞实乃上

女贞

附方

虚损百病。久服发白再黑，返老还童。用女贞实（十月上巳日收，阴干，用时以酒浸一日，蒸透晒干）一斤四两，旱莲草（五月收，阴干）十两，为末；桑椹子（三月收，阴干）十两，为末，炼蜜丸如梧子大。每服七八十丸，淡盐汤下。若四月收桑椹捣汁和药，七月收旱莲捣汁和药，即不用蜜矣。（《简便方》）

风热赤眼。冬青子不以多少，捣汁熬膏，净瓶收固，埋地中七日。每用点眼。（《济急仙方》）

叶

【气味】微苦，平，无毒。

【主治】除风散血，消肿定痛，治头目昏痛。诸恶疮肿，胻疮溃烂久者，以水煮乘热贴之，频频换易，米醋煮亦可。口舌生疮，舌肿胀出，捣汁含浸吐涎。（时珍）

附方

风热赤眼。《普济方》：用冬青叶五斗捣汁，浸新砖数片，五日掘坑，架砖于内盖之，日久生霜，刮下，入脑子少许，点之。《简便方》：用雅州黄连二两，冬青叶四两，水浸三日夜，熬成膏收，点眼。

楝

《本经》下品

释名 苦楝。实名金铃子。〔时珍曰〕按罗愿《尔雅翼》云：楝叶可以练物，故谓之楝。其子如小铃，熟则黄色。名金铃，象形也。

集解〔《别录》曰〕楝实生荆山山谷。

〔弘景曰〕处处有之。俗人五月五日取叶佩之，云辟恶也。

〔恭曰〕此有雌雄两种：雄者无子，根赤有毒，服之使人吐，不能止，时有至死者；雌者有子，根白微毒。入药当用雌者。

〔颂曰〕楝实以蜀川者为佳。木高丈余，叶密如槐而长。三、四月开花，红紫色，芬香满庭。实如弹丸，生青熟黄，十二月采之。根采无时。

〔时珍曰〕楝长甚速，三五年即可作椽。其子正如圆枣，以川中者为良。

实

【气味】苦，寒，有小毒。

【主治】温疾伤寒，大热烦狂，杀三虫，疥疡，利小便水道。（《本经》）

主中大热狂，失心躁闷，作汤浴，不入汤使。（甄权）

入心及小肠，止上下部腹痛。（李杲）

泻膀胱。（好古）

治诸疝虫痔。（时珍）

【发明】〔元素曰〕热厥暴痛，非此不能除。

〔时珍曰〕楝实导小肠、膀胱之热，因引心包相火下行，故心腹痛及疝气为要药。甄权乃言不入汤使，则《本经》何以有治热狂、利小便之文耶？近方治疝，有四治、五治、七治诸法，盖亦配合之巧耳。

棟

附方

热厥心痛（或发或止，身热足寒，久不愈者）。先灸太溪、昆仑，引热下行。内服金铃散：用金铃子、玄胡索各一两，为末。每服三钱，温酒调下。（洁古《活法机要》）

小儿冷疝（气痛，肤囊浮肿）。金铃子（去核）五钱，吴茱萸二钱半，为末。酒糊丸黍米大。每盐汤下二三十丸。（《全幼心鉴》）

根 及 木 皮

【气味】苦，微寒，微毒。

【主治】蛔虫，利大肠。（《别录》）

苦酒和，涂疥癣甚良。（弘景）

治游风热毒，风疹恶疮疥癞，小儿壮热，并煎汤浸洗。（《大明》）

花

【主治】热痱，焙末掺之。铺席下，杀蚤、虱。（时珍）

附方

小儿蛔虫。楝木皮削去苍皮，水煮汁，量大小饮之。《斗门方》：用为末，米饮服二钱。《集简方》：用根皮同鸡卵煮熟，空心食之。次日虫下。《经验方》抵圣散：用苦楝皮二两，白芜荑半两，为末。每以一二钱，水煎服之。《简便方》：用楝根白皮（去粗）二斤（切），水一斗，煮取汁三升，砂锅成膏。五更初，温酒服一匙，以虫下为度。

小儿诸疮。恶疮、秃疮、蝼蛄疮、浸淫疮，并宜楝树皮或枝烧灰敷之。干者，猪脂调。（《千金方》）

叶

【主治】疝入囊痛，临发时煎酒饮。（时珍）

榆

《本经》上品

┃ 释名 ┃ 零榆。白者名枌。〔时珍曰〕按王安石《字说》云：榆渖俞柔，故谓之榆。其枌则有分之之道，故谓之枌。其荚飘零，故曰零榆。

┃ 集解 ┃〔《别录》曰〕榆皮生颍川山谷。二月采皮，取白曝干。八月采实。并勿令中湿，湿则伤人。

〔藏器曰〕江东无大榆，有刺榆，秋实。故《经》云"八月采"者，误也。刺榆，皮不滑利。

〔时珍曰〕邢昺《尔雅疏》云：榆有数十种，今人不能尽别，唯知荚榆、白榆、刺榆、郎榆数者而已。

白 皮

【气味】甘，平，滑利，无毒。

【主治】大小便不通，利水道，除邪气。久服。断谷轻身不饥。其实尤良。（《本经》）

疗肠胃邪热气，消肿，治小儿头疮痂疕。（《别录》）

通经脉。捣涎，敷癣疮。（《大明》）

滑胎，利五淋，治齁喘，疗不眠。（甄权）

生皮捣，和三年醋滓，封暴患赤肿，女人妒乳肿，日六七易，效。（孟诜）

利窍，渗湿热，行津液，消痈肿。（时珍）

【发明】〔时珍曰〕榆皮、榆叶，性皆滑利下降，手足太阳、手阳明经药也。故大小便不通，五淋肿满，喘嗽不眠，经脉胎产诸证宜之。

附方

久嗽欲死。许明《有效方》：用厚榆皮削如指大，去黑，刻令如锯，长尺余，纳喉中频出入，当吐脓血而愈。（《古今录验》）

虚劳白浊。榆白皮二升，水二斗，煮取五升，分五服。（《千金方》）

小便气淋。榆枝、石燕子煎水，日服。（《普济方》）

榆

身体暴肿。榆皮捣末，同米作粥食之。小便利即消。（《备急方》）

临月易产。榆皮焙为末。临月，日三服方寸匕，令产极易。（陈承《本草别说》）

堕胎下血（不止）。榆白皮、当归（焙）各半两，入生姜，水煎服之。（《普济方》）

胎死腹中（或母病欲下胎）。榆白皮煮汁，服二升。（《子母秘录》）

身首生疮。榆白皮末，油和涂之，虫当出。（杨氏《产乳》）

━━━ 叶 ━━━

【气味】甘，平，滑利，无毒。

【主治】嫩叶作羹及炸食，消水肿，利小便，下石淋，压丹石。（藏器）

曝干为末，淡盐水拌，或炙或晒干，拌菜食之，亦辛滑下水气。煎汁，洗酒齇鼻。同酸枣仁等分蜜丸，日服，治胆热虚劳不眠。（时珍）

━━━ 花 ━━━

【主治】小儿痫，小便不利，伤热。（《别录》）

【气味】微辛，平，无毒。

【主治】作糜羹食，令人多睡。（弘景）

主妇人带下，和牛肉作羹食。（藏器）

子酱：似芜荑，能助肺，杀诸虫，下气，令人能食，消心腹间恶气，卒心痛，涂诸疮癣，以陈者良。（孟诜）

楠

《别录》下品

| 释名 | 枏与楠字同。〔时珍曰〕南方之木，故字从南。《海药本草》栅木皮，即枏字之误，今正之。

| 集解 | 〔藏器曰〕枏木高大，叶如桑，出南方山中。

〔宗奭曰〕楠材，今江南造船皆用之，其木性坚而善居水。久则中空，为白蚁所穴。

〔时珍曰〕楠木生南方，而黔、蜀诸山尤多。其树直上，童童若幢盖之状，枝叶不相碍。叶似豫章，而大如牛耳，一头尖，经岁不凋，新陈相换。其花赤黄色。实似丁香，色青，不可食。干甚端伟，高者十余丈，巨者数十围，气甚芬芳，为梁栋器物皆佳，盖良材也。色赤者坚，白者脆。其近根年深向阳者，结成草木山水之状，俗呼为骰柏楠，宜作器。

楠 材

【气味】辛，微温，无毒。

【主治】霍乱吐下不止，煮汁服。（《别录》）

煎汤洗转筋及足肿。枝叶同功。（《大明》）

楠

附方

水肿自足起。削楠木、桐木煮汁渍足，并饮少许，日日为之。

（《肘后方》）

心胀腹痛（未得吐下）。取楠木削三四两，水三升，煮三沸，饮之。（《肘后方》）

聤耳出脓。楠木烧研，以绵

杖缴入。（《圣惠方》）

皮

【气味】苦，温，无毒。

【主治】霍乱吐泻，小儿吐乳，暖胃正气，并宜煎服。（李珣）

杉

《别录》下品

■释名 龄、沙木。

■集解 〔颂曰〕杉材旧不著所出州土，今南中深山多有之。木类松而劲直，叶附枝生，若刺针。

〔宗奭曰〕杉干端直，大抵如松，冬不凋，但叶阔成枝也。今处处有之，入药须用油杉及臭者良。

〔时珍曰〕杉木叶硬，微扁如刺，结实如枫实。江南人以惊蛰前后取枝插种，出倭国者谓之倭木，并不及蜀、黔诸峒所产者尤良。其木有赤、白二种：赤杉实而多油，白杉虚而干燥。有斑纹如雉者，谓之野鸡斑，作棺尤贵。其木不生白蚁，烧灰最发火药。

杉 材

【气味】辛，微温，无毒。

【主治】漆疮，煮汤洗之，无不瘥。（《别录》）

煮水浸拆脚气肿满。服之，治心腹胀痛，去恶气。（苏恭）

治风毒奔豚，霍乱上气，并煎汤服。（《大明》）

【发明】〔震亨曰〕杉屑属金有火。其节煮汁浸拆脚气肿满，尤效。

杉

皮

【主治】金疮血出，及汤火伤灼，取老树皮烧存性，研敷之。或入鸡子清调敷。一二日愈。（时珍）

叶

【主治】风虫牙痛，同芎䓖、细辛煎酒含漱。（时珍）

子

【主治】疝气痛，一岁一粒，烧研酒服。（时珍）

附方

肺壅痰滞（上焦不利，卒然咳嗽）。杉木屑一两，皂角（去皮酥炙）三两，为末，蜜丸梧子大。每米饮下十丸，一日四服。（《圣惠方》）

小儿阴肿（赤痛，日夜啼叫，数日退皮，愈而复作）。用老杉木烧灰，入腻粉，清油调敷，效。（危氏《得效方》）

肺壅失音。杉木烧炭入碗中，以小碗覆之，用汤淋下，去碗饮水。不愈再作，音出乃止。（《集简方》）

臁疮黑烂。多年老杉木节烧灰，麻油调，隔箬叶贴之，绢帛包定，数贴而愈。（《救急方》）

枳

《本经》中品

释名 子名枳实、枳壳。〔恭曰〕既称枳实，须合核瓤，今殊不然。〔时珍曰〕枳乃木名。从只，谐声也。实乃其子，故曰枳实。后人因小者性速，又呼老者为枳壳。生则皮厚而实，熟则壳薄而虚。正如青橘皮、陈橘皮之义。宋人复出枳壳一条，非矣。

集解 〔《别录》曰〕枳实生河内川泽，九月、十月采，阴干。

〔志曰〕枳壳生商州川谷。九月、十月采，阴干。

〔颂曰〕今洛西、江湖州郡皆有之，以商州者为佳。木如橘而小，高五七尺。叶如橙，多刺。春生白花，至秋成实。七月、八月采者为实，九月、十月采者为壳。今医家以皮厚而小者为枳实，完大者为枳壳，皆以翻肚如盆口状、陈久者为胜。近道所出者，俗呼臭橘，不堪用。

【气味】苦，寒，无毒。

【主治】大风在皮肤中，如麻豆苦痒，除寒热结，止痢，长肌肉，利五脏，益气轻身。（《本经》）

除胸胁痰癖，逐停水，破结实，消胀满，心下急痞痛逆气，胁风痛，安胃气，止溏泄，明目。（《别录》）

解伤寒结胸，主上气喘咳，肾内伤冷，阴痿而有气，加而用之。（甄权）

消食，散败血，破积坚，去胃中湿热。（元素）

【发明】〔震亨曰〕枳实泻痰，能冲墙倒壁，滑窍破气之药也。

〔元素曰〕心下痞及宿食不消，并宜枳实、黄连。

〔好古曰〕益气则佐之以人参、白术、干姜，破气则佐之以大黄、牵牛、芒硝，此《本经》所以言益气而复言消痞也。非白术不能去湿，非枳之不能除痞。洁古制枳术丸方，以调胃脾；张仲景治心下坚大如盘，水饮所作，枳实白术汤，用枳实七枚，术三两，水一斗，煎三升，分三服。腹中软，即消也。余见枳壳下。

卒胸痹痛。枳实捣末。汤服方寸匕，日三夜一。（《肘后方》）

胸痹结胸。胸痹，心下痞坚，留气结胸，胸满，胁下逆气抢心，枳实薤白汤主之。陈枳实四枚，厚朴四两，薤白半斤，瓜蒌一枚，桂一两，以水五升，先煎枳、朴，取二升，去滓，纳余药，煎三二沸，分温三服，当愈。（张仲景《金匮要略》）

伤寒胸痛。伤寒后，卒胸膈闭痛。枳实麸炒为末。米饮服二钱，日二服。（《济众方》）

产后腹痛。枳实（麸炒）、芍药（酒炒）各二钱，水一盏煎服。亦可为末服。（《圣惠方》）

奔豚气痛。枳实炙为末。饮下方寸匕，日三夜一。（《外台秘要》）

妇人阴肿（坚痛）。枳实半斤碎炒，帛裹熨之，冷即易。（《子母秘录》）

大便不通。枳实、皂荚等分，为末，饭丸，米饮下。（危氏《得效方》）

积痢脱肛。枳实石上磨

平，蜜炙暖，更互熨之，缩乃止。（《千金方》）

小儿久痢（水谷不调）。枳实捣末，饮服一二钱。（《广利方》）

肠风下血。枳实半斤（麸炒），黄芪半斤，为末。米饮非时服二钱匕。糊丸亦可。（《经验方》）

小儿五痔（不以年月）。枳实为末，炼蜜丸梧子大。空心饮下三十丸。（《集验方》）

枳 壳

【气味】苦、酸，微寒，无毒。

【主治】风痒麻痹，通利关节，劳气咳嗽，背膊闷倦，散留结胸膈痰滞，逐水，消胀满大肠风，安胃，止风痛。（《开宝》）

遍身风疹，肌中如麻豆恶痒，肠风痔疾，心腹结气，两胁胀虚，关膈壅塞。（甄权）

健脾开胃，调五脏，下气，止呕逆，消痰，治反胃霍乱泻痢，消食，破癥结痃癖五膈气，及肺气水肿，利大小肠，除风明目。炙热，熨痔肿。（《大明》）

泄肺气，除胸痞。（元素）

治里急后重。（时珍）

【发明】〔元素曰〕枳壳破气，胜湿化痰，泄肺走大肠，多用损胸中至高之气，止可二三服而已。禀受素壮而气刺痛者，看在何部经分，以别经药导之。

〔杲曰〕气血弱者不可服，以其损气也。

〔时珍曰〕枳实、枳壳气味功用俱同，上世亦无分别。魏、晋以来，始分实、壳之用。洁古张氏、东垣李氏又分治高治下之说，大抵其功皆能利气。气下则痰喘止，气行则痞胀消，气通则痛刺止，气利则后重除。故以枳壳利胸膈，枳实利肠胃。

附方

伤寒呃噫。枳壳半两，木香一钱，为末。每白汤服一钱，未知再服。（《本事方》）

老幼腹胀。血气凝滞，用此宽肠顺气，名四炒丸。商州枳壳（厚而绿背者，去瓤）四两，分作四分：一两用苍术一两同炒，一两用萝卜子一两同炒，一两用干漆一两同炒，一两用茴香一两同炒黄。去四味，只取枳壳为末。以四味煎汁煮面糊，和丸梧子大。每食后，米饮下五十丸。（王氏《易简方》）

消积顺气。治五积六聚，不拘男妇老小，但是气积，并皆治之。乃仙传方也。枳壳三斤（去穰），每个入巴豆仁一个，合定扎煮，慢火水煮一日。汤减再加热汤，勿用冷水。待时足汁尽，去巴豆，切片晒干（勿炒），为末。醋煮面糊丸梧子大。每服三四十丸，随病汤使。（邵真人《经验方》）

顺气止痢。枳壳（炒）二两四钱，甘草六钱，为末。每沸汤服二钱。（《婴童百问》）

肠风下血（不拘远年近日）。《博济方》：用枳壳（烧黑存性）五钱，羊胫炭（为末）三钱，和令匀，五更空心米饮服。如人行五里，再一服，当日见效。《简便方》：用枳壳一两，黄连五钱，水一钟，煎半钟，空心服。

痔疮肿痛。《必效方》：用枳壳煨熟熨之，七枚立定。《本事方》：用枳壳末入瓶中，水煎百沸，先熏后洗。

怀胎腹痛。枳壳三两（麸炒），黄芩一两，每服五钱，水一盏半，煎一盏服。若胀满身重，加白术一两。（《活法机要》）

产后肠出（不收）。枳壳煎汤浸之。良久即入也。（《袖珍方》）

小儿惊风。不惊丸：治小儿因惊气吐逆作搐。痰涎壅塞，手足掣疭，眼睛斜视。枳壳（去穰、麸炒）、淡豆豉等分，为末。每服一字，甚者半钱。急惊，薄荷自然汁下。慢惊，荆芥汤入酒三五点下。日三服。（陈文中《小儿方》）

风疹作痒。枳壳三两麸炒，为末。每服二钱，水一盏，煎六分，去滓温服。仍以汁涂。（《经验后方》）

胁骨疼痛（因惊伤肝者）。

枳

枳壳一两（麸炒），桂枝（生）半两，为细末。每服二钱。姜枣汤下。（《本事方》）

枳茹

树皮也。或云枳壳上刮下皮也。

【主治】中风身直，不得屈伸反复，及口僻眼斜。刮皮一升，酒三升，渍一宿，每温服五合，酒尽再作。（苏颂）

树茎及皮：主水胀暴风，骨节疼急。（弘景）

根皮

【主治】浸酒，漱齿痛。（甄权）

煮汁服，治大便下血。末服，治野鸡病有血。（藏器）

嫩叶

【主治】煎汤代茶，去风。（时珍）

芦荟

宋《开宝》

释名 奴会、讷会、象胆。〔时珍曰〕名义未详。〔藏器曰〕俗呼为象胆，以其味苦如胆也。

集解 〔珣曰〕芦荟生波斯国。状似黑饧，乃树脂也。

〔颂曰〕今唯广州有来者。其木生山野中，滴脂泪而成。采之不拘时月。

〔时珍曰〕《药谱》及《图经》所状，皆言是木脂。而《一统志》云：爪哇、三佛齐诸国所出者，乃草属，状如鲎尾，采之以玉器捣成膏。与前说不同，何哉？岂亦木质草形乎。

【气味】苦，寒，无毒。

【主治】热风烦闷，胸膈间热气，明目镇心，小儿癫痫惊风，疗五痔，杀三虫及痔病疮瘘，解巴豆

芦荟

毒。(《开宝》)

主小儿诸疳热。(李珣)

单用，杀疳蛔。吹鼻，杀脑疳，除鼻痒。(甄权)

研末，敷匶齿甚妙。治湿癣出黄汁。(苏颂)

【发明】〔时珍曰〕芦荟，乃厥阴经药也。其功专于杀虫清热。已上诸病，皆热与虫所生故也。

〔颂曰〕唐刘禹锡《传信方》云：予少年曾患癣，初在颈项间，后延上左耳，遂成湿疮浸淫。用斑蝥、狗胆、桃根诸药，徒令蜇蠚，其疮转盛。偶于楚州，卖药人教用芦荟一两，炙甘草半两，研末，先以温浆水洗癣，拭净敷之，立干便瘥。真神奇也。

附方

小儿脾疳。芦荟、使君子等分，为末。每米饮服一二钱。(《卫生易简方》)

木 槿

《日华》

释名 椴、榇(音衬)、日及、朝开暮落花。〔时珍曰〕此花朝开暮落，故名日及。

集解 〔时珍曰〕槿，小木也。可种可插，其木如李。其叶末尖而有桠齿。其花小而艳，或白或粉红，有单叶、千叶者。

皮并根

【气味】甘，平，滑，无毒。

【主治】止肠风泻血，痢后热渴，作饮服之，令人得睡，并炒用。(藏器)

治赤白带下，肿痛疥癣，洗目令明，润燥活血。(时珍)

【发明】〔时珍曰〕木槿皮及花，

木槿

并滑如葵花，故能润燥。色如紫荆，故能活血。川中来者，气厚力优，故尤有效。

（《大明》）

消疮肿，利小便，除湿热。（时珍）

赤白带下。槿根皮二两（切），以白酒一碗半，煎一碗，空心服之。白带用红酒甚妙。（《纂要奇方》）

癣疮有虫。川槿皮煎，入肥皂浸水，频频探之。或以槿皮浸汁磨雄黄，尤妙。（《简便方》）

花

【气味】同皮。

【主治】肠风泻血，赤白痢，并焙入药。作汤代茶，治风。

子

【气味】同皮。

【主治】偏正头风，烧烟熏患处。又治黄水脓疮，烧存性，猪骨髓调涂之。（时珍）

下痢噤口。红木槿花去蒂，阴干为末。先煎面饼二个，蘸末食之。（赵宜真《济急方》）

风痰拥逆。木槿花晒干焙研。每服一二匙，空心沸汤下。白花尤良。（《简便方》）

沉 香

《别录》上品

释名 沉水香、蜜香。〔时珍曰〕木之心节置水则沉，故名沉水，亦曰水沉。半沉者为栈香，不沉者为黄熟香。

集解 〔恭曰〕沉香、青桂、鸡骨、马蹄、煎香，同是一树，出天竺诸国。木似榉柳，树皮青色。叶似橘叶，经冬不凋。夏生花，白而圆。秋结实似槟榔，大如桑椹，紫而味辛。

〔藏器曰〕沉香枝、叶并似椿。云似橘者，恐未是也。其枝节不朽，沉水者为沉香；其肌理有黑脉，浮者为煎香。鸡骨、马蹄皆是煎香，并无别功，止可熏衣去臭。

〔时珍曰〕香之等凡三：曰沉，曰栈，曰黄熟是也。沉香入水即沉，其品凡四：曰熟结，乃膏脉凝结自朽出者；曰生结，乃刀斧伐仆，膏脉结聚者；曰脱落，乃因水朽而结者；曰虫漏，乃因蠹隙而结者。生结为上，熟脱次之。坚黑为上，黄色次之。角沉黑润，黄沉黄润，蜡沉柔韧，革沉纹横，皆上品也。

【气味】辛，微温，无毒。

【主治】风水毒肿，去恶气。（《别录》）

主心腹痛，霍乱中恶，邪鬼疰气，清人神，并宜酒煮服之。诸疮肿，宜入膏中。（李珣）

调中，补五脏，益精壮阳，暖腰膝，止转筋吐泻冷气，破癥癖，冷风麻痹，骨节不任，风湿皮肤瘙痒，气痢。（《大明》）

补右肾命门。（元素）

补脾胃，及痰涎、血出于脾。（李杲）

治上热下寒，气逆喘急，大肠虚闭，小便气淋，男子精冷。（时珍）

沉香

附方

诸虚寒热（冷痰虚热）。冷香汤：用沉香、附子（炮）等分，水一盏，煎七分，露一夜，空心温服。（王好古《医垒元戎》）

胃冷久呃。沉香、紫苏、白豆蔻仁各一钱，为末。每柿蒂汤服五七分。（吴球《活人心统》）

心神不足（火不降，水不升，健忘惊悸）。朱雀丸：用沉香五钱，茯神二两，为末，炼蜜和，丸小豆大。每食后人参汤服三十丸，日二服。（王璆《百一选方》）

肾虚目黑（暖水脏）。用沉香一两，蜀椒（去目，炒出汗）四两，为末，酒糊丸梧子大。每服三十丸，空心盐汤下。（《普济方》）

胞转不通。非小肠、膀胱、厥阴受病，及强忍房事，或过忍小便所致，当治其气则愈，非利药可通也。沉香、木香各二钱，为末。白汤空腹服之，以通为

度。(《医垒元戎》)

大肠虚闭（因汗多，津液耗涸者）。沉香一两，肉苁蓉（酒浸，焙）二两，各研末，以麻仁研汁作糊，丸梧子大。每服一百丸，蜜汤下。(严子礼《济生方》)

五加

《本经》上品

释名 五佳、五花、文章草、白刺、追风使、木骨、金盐、豺漆、豺节。〔时珍曰〕此药以五叶交加者良，故名五加，又名五花。杨慎《丹铅录》作五佳，云一枝五叶者佳故也。蜀人呼为白刺。

集解 〔《别录》曰〕五加皮五叶者良，生汉中及冤句。五月、七月采茎，十月采根，阴干。

〔弘景曰〕近道处处有之，东间弥多。四叶者亦好。

〔时珍曰〕春月于旧枝上抽条蕨，山人采为蔬茹。正如枸杞生北方沙地者皆木类也，南方坚地者如草类也。唐时唯取峡州者充贡。雷氏言叶如蒲者，非也。

【气味】辛，温，无毒。

【主治】心腹疝气腹痛，益气疗躄，小儿三岁不能行，疽疮阴蚀。(《本经》)

男子阴痿，囊下湿，小便余沥，女人阴痒及腰脊痛，两脚疼痹风弱，五缓虚羸，补中益精，坚筋骨，强志意。久服，轻身耐老。(《别录》)

酿酒饮，治风痹四肢挛急。(苏颂)

明目下气，治中风骨节挛急，补五劳七伤。(《大明》)

【发明】〔弘景曰〕煮根茎酿酒

五加

饮，益人。道家用此作灰煮石，与地榆并有秘法。

〔时珍曰〕五加治风湿痿痹，壮筋骨，其功良深。仙家所述，虽若过情，盖奖辞多溢，亦常理尔。造酒之方：用五加根皮洗净，去骨、茎、叶，亦可以水煎汁，和麹酿米酒成，时时饮之。亦可煮酒饮。加远志为使更良。一方：加木瓜煮酒服。

附方

虚劳不足。五加皮、枸杞根白皮各一斗，水一石五斗，煮汁七斗，分取四斗，浸麹一斗，以三斗拌饭，如常酿酒法，待熟任饮。(《千金方》)

男妇脚气。骨节皮肤肿湿疼痛，服此进饮食，健气力，不忘事，名五加皮丸。五加皮四两（酒浸），远志（去心）四两（酒浸，并春秋三日、夏二日、冬四日），日干为末，以浸酒为糊，丸梧子大。每服四五十丸，空心温酒下。药酒坏，别用酒为糊。(萨谦斋《瑞竹堂方》)

小儿行迟（三岁不能行者，用此便走）。五加皮五钱，牛膝、木瓜二钱半，为末。每服五分，米饮入酒二三点调服。(《全幼心鉴》)

妇人血劳。憔悴困倦，喘满虚烦，噏噏少气，发热多汗，口干舌涩，不思饮食，名血风劳。油煎散：用五加皮、牡丹皮、赤芍药、当归各一两，为末。每用一钱，水一盏，用青钱一文，蘸油入药，煎七分，温服。常服能肥妇人。(《太平惠民和剂局方》)

五劳七伤。五月五日采五加茎，七月七日采叶，九月九日取根，治下筛。每酒服方寸匕，日三服。久服去风劳。(《千金》)

目中息肉。五加皮（不闻水声者）捣末一升，和酒二升，浸七日。一日服二次，禁醋。二七日遍身生疮，是毒出。不出，以生熟汤浴之，取疮愈。(《千金方》)

服石毒发（或热不禁，多向冷地卧）。五加皮二两，水四升，煮二升半，发时便服。(《外台秘要》)

琥珀

释名 江珠。〔时珍曰〕虎死则精魄入地化为石，此物状似之，故谓之虎魄。俗文从玉，以其类玉也。梵书谓之阿湿摩揭婆。

集解〔弘景曰〕旧说松脂沦入地千年所化。今烧之亦作松气。亦有中有一蜂，形色如生者。

〔珣曰〕琥珀是海松木中津液，初若桃胶，后乃凝结。复有南珀，不及舶上来者。

〔时珍曰〕琥珀拾芥，乃草芥，即禾草也。雷氏言拾芥子，误矣。《唐书》载，西域康干河松木，入水一二年化为石，正与松、枫诸木沈入土化珀，同一理也。今金齿、丽江亦有之。其茯苓千年化琥珀之说，亦误传也。

【气味】甘，平，无毒。

【主治】安五脏，定魂魄，杀精魅邪鬼，消瘀血，通五淋。（《别录》）

壮心，明目磨翳，止心痛癫邪，疗蛊毒，破结瘕，治产后血枕痛。（《大明》）

止血生肌，合金疮。（藏器）

清肺，利小肠。（元素）

【发明】〔震亨曰〕古方用为利小便，以燥脾土有功，脾能运化，肺气下降，故小便可通。若血少不利者，反致其燥急之苦。

〔弘景曰〕俗中多带之辟恶。刮屑服，疗瘀血至验。《仙经》无正用。

〔藏器曰〕和大黄、鳖甲作散，酒下方寸匕，下恶血、妇人腹内血，尽即止。宋高祖时，宁州贡琥珀枕，碎以赐军士，敷金疮。

琥珀

附方

琥珀散。止血生肌，镇心明目，破癥瘕气块，产后血运闷绝，儿枕痛，并宜饵此方。琥珀一两，鳖甲一两，京三棱一两，延胡索半两，没药半两，大黄六铢，熬捣为散。空心酒服三钱匕，日再服。神验莫及。产后即减大黄。（《海药本草》）

小儿胎惊。琥珀、防风各一钱，朱砂半钱，为末。猪乳调一字，入口中，最妙。（《直指方》）

小儿胎痫。琥珀、朱砂各少许，全蝎一枚，为末。麦门冬汤调一字服。（《直指方》）

小便转胞。真琥珀一两，为末。用水四升，葱白十茎，煮汁三升，入珀末二钱，温服。沙石

诸淋，三服皆效。（《圣惠方》）

小便淋沥。琥珀为末二钱，麝香少许，白汤服之。或萱草煎汤服。老人、虚人以人参汤下。亦可蜜丸，以赤茯苓汤下。（《普济方》）

从高坠下（有瘀血在内）。刮琥珀屑，酒服方寸匕。或入蒲黄三二匕，日服四五次。（《外台秘要》）

金疮闷绝（不识人）。琥珀研粉，童子小便调一钱。三服瘥。（《鬼遗方》）

鱼骨哽咽（六七日不出）。用琥珀珠一串，推入哽所，牵引之即出。（《外台秘要》）

牡　荆

《别录》上品

释名　黄荆、小荆、楚。〔时珍曰〕古者刑杖以荆，故字从刑。其生成丛而疏爽，故又谓之楚，从林从疋，疋即疏字也，济楚之义取此。荆楚之地，因多产此而名也。

集解　〔弘景曰〕论蔓荆即应是今作杖棰之荆。其子殊细，正如小麻子，色青黄。牡荆乃出北方，如乌豆大，正圆黑。仙术多用牡荆，今人都无识者。

〔时珍曰〕牡荆处处山野多有，樵采为薪。年久不樵者，其树大如碗也。其木心方，其枝对生，一枝五叶或七叶。叶如榆叶，长而尖，

有锯齿。五月杪间开花成穗，红紫色。其子大如胡荽子，而有白膜皮裹之。

实

【气味】苦，温，无毒。

【主治】除骨间寒热，通利胃

气，止咳逆，下气。(《别录》)

得柏实、青葙、术，疗风。(之才)

用半升炒熟，入酒一盏，煎一沸，热服，治小肠疝气甚效。浸酒饮，治耳聋。(时珍)

附方

湿痰白浊。牡荆子炒为末。每酒服二钱。(《集简方》)

叶

【气味】苦，寒，无毒。

【主治】久痢，霍乱转筋，血淋，下部疮，湿蟨薄脚，主脚气肿满。(《别录》)

【发明】〔时珍曰〕蒸法虽妙，止宜施之野人。李仲南《永类方》云：治脚气诸病，用荆茎于坛中烧烟，熏涌泉穴及痛处，使汗出则愈。此法贵贱皆可用者。

附方

九窍出血。荆叶捣汁，酒和，服二合。(《千金方》)

根

【气味】甘、苦，平，无毒。

【主治】水煮服，治心风头风，肢体诸风，解肌发汗。(《别录》)

【发明】〔时珍曰〕牡荆苦能降，辛温能散；降则化痰，散则祛风，故风痰之病宜之。其解肌发汗之功，世无知者。按王氏《奇方》云：一人病风数年，予以七叶黄荆根皮、五加根皮、接骨草等分，煎汤日服，遂愈。盖得此意也。

荆沥

【气味】甘，平，无毒。

【主治】饮之，去心闷烦热，头风旋，目眩，心头漾漾欲吐，卒失音，小儿心热惊痫，止消渴，除痰唾，令人不睡。(藏器)

除风热，开经络，导痰涎，行血气，解热痢。(时珍)

牡荆

【发明】〔时珍曰〕荆沥气平味甘，化痰去风为妙药。故孙思邈《千金翼》云：凡患风人多热，常宜以竹沥、荆沥、姜汁各合五合，和匀热服，以瘥为度。陶弘景亦云：牡荆汁治心风为第一。《延年秘录》云：热多用竹沥，寒多用荆沥。

附方

目中卒痛。烧荆木，取黄汁点之。（《肘后方》）

心虚惊悸（羸瘦者）。荆沥二升，火煎至一升六合，分作四服，日三夜一。（《小品方》）

赤白下痢（五六年者）。荆沥，每日服五合。（《外台秘要》）

紫　荆

宋《开宝》

释名　紫珠。皮名肉红、内消。〔时珍曰〕其木似黄荆而色紫，故名。其皮色红而消肿，故疡科呼为肉红，又曰内消，与何首乌同名。

集解〔颂曰〕紫荆处处有之，人多种于庭院间。木似黄荆，叶小无桠，花深紫可爱。

〔藏器曰〕即田氏之荆也。至秋子熟，正紫，圆如小珠，名紫珠。江东林泽间尤多。

〔时珍曰〕高树柔条，其花甚繁，岁二三次。其皮入药，以川中厚而紫色味苦如胆者为胜。

木并皮

【气味】苦，平，无毒。

【主治】破宿血，下五淋，浓煮汁服。（《开宝》）

通小肠。（《大明》）

解诸毒物，痈疽喉痹，飞尸蛊毒，肿下瘘，蛇、虺、虫、蚕、狂犬毒，并煮汁服。亦以汁洗疮肿，除血长肤。（藏器）

紫荆

活血行气，消肿解毒，治妇人血气疼痛，经水凝涩。（时珍）

【发明】〔时珍曰〕紫荆气寒味苦，色紫性降，入手、足厥阴血分。寒胜热，苦走骨，紫入营，故能活血消肿，利小便而解毒。

附方

妇人血气。紫荆皮为末，醋糊丸樱桃大。每酒化服一丸。（熊氏《补遗》）

伤眼青肿。紫荆皮（小便浸七日，晒研），用生地黄汁、姜汁调敷。不肿用葱汁。（《永类方》）

猘犬咬伤。紫荆皮末，砂糖调涂，留口退肿，口中仍嚼咽杏仁去毒。（《仙传外科》）

发背初生（一切痈疽皆治）。单用紫荆皮为末，酒调箍住，自然撮小不开。内服柞木饮子。乃救贫良剂也。（《仙传外科》）

痈疽未成。用白芷、紫荆皮等分，为末，酒调服。外用紫荆皮、木蜡、赤芍药等分为末，酒调作箍药。（《仙传外科》）

痔疮肿痛。紫荆皮五钱，新水食前煎服。（《直指方》）

产后诸淋。紫荆皮五钱，半酒半水煎，温服。（熊氏《补遗》）

檀　香

《别录》下品

释名 旃檀、真檀。〔时珍曰〕檀，善木也。释氏呼为旃檀，以为汤沐，犹言离垢也。番人讹为真檀。云南人呼紫檀为胜沉香，即赤檀也。

集解 〔藏器曰〕白檀出海南。树如檀。

〔恭曰〕紫真檀出昆仑盘盘国。虽不生华，人间遍有之。

〔颂曰〕檀香有数种，黄、白、紫之异，今人盛用之。江淮、河朔所生檀木，即其类，但不香尔。

〔时珍曰〕按《大明一统志》云：檀香出广东、云南，及占城、真腊、爪哇、渤泥、暹罗、三佛齐、回回等国，今岭南诸地亦皆有之。树、叶皆似荔枝，皮青色而滑泽。

【气味】辛，温，无毒。

【主治】消风热肿毒。（弘景）

治中恶鬼气，杀虫。（藏器）

煎服，止心腹痛，霍乱肾气痛。水磨，涂外肾并腰肾痛处。（《大明》）

散冷气，引胃气上升，进饮食。（元素）

噎膈吐食。又面生黑子，每夜以浆水洗拭令赤，磨汁涂之，甚良。（时珍）

【发明】〔杲曰〕白檀调气，引芳香之物，上至极高之分。最宜橙、橘之属，佐以姜、枣，辅以葛根、缩砂、益智、豆蔻，通行阳明之经，在胸膈之上，处咽嗌之间，为理气要药。

〔时珍曰〕《楞严经》云：白旃檀涂身，能除一切热恼。今西南诸番酋，皆用诸香涂身，取此义也。杜宝《大业录》云：隋有寿禅师妙医术，作五香饮济人。沉香饮、檀香饮、丁香饮、泽兰饮、甘松饮，皆以香为主，更加别药，有味而止渴，兼补益人也。道书檀香谓之浴香，不可烧供上真。

紫檀

【气味】咸，微寒，无毒。

【主治】摩涂恶毒风毒。（《别录》）

刮末敷金疮，止血止痛。疗淋。（弘景）

【发明】〔时珍曰〕白檀辛温，气分之药也。故能理卫气而调脾肺，利胸膈。紫檀咸寒，血分之药也。故能和营气而消肿毒，治金疮。

檀香

大风子

《补遗》

释名 〔时珍曰〕能治大风疾，故名。

集解 〔时珍曰〕大风子，今海南诸番国皆有之。按周达观《真腊记》云：大风乃大树之子，状如椰子而圆。其中有核数十枚，大如雷丸子。中有仁白色，久则黄而油，不堪入药。

仁

【气味】辛，热，有毒。

【主治】风癣疥癞，杨梅诸疮，攻毒杀虫。（时珍）

【发明】〔时珍曰〕大风油治疮，有杀虫劫毒之功，盖不可多服。用之外涂，其功不可没也。

大风子

附方

大风诸癞。大风子油一两，苦参末三两，入少酒，糊丸梧子大。每服五十丸，空心温酒下。仍以苦参汤洗之。（《普济方》）

樟

《拾遗》

释名 〔时珍曰〕其木理多文章，故谓之樟。

集解 〔时珍曰〕西南处处山谷有之。木高丈余。小叶似楠而尖长，背有黄赤茸毛，四时不凋。夏开细花，结小子。木大者数抱，肌理细而错纵有文，宜于雕刻，气甚芬烈。豫、章乃二木名，一类二种也。

樟

痎，霍乱腹胀，宿食不消，常吐酸臭水，酒煮服，无药处用之。煎汤，浴脚气疥癣风痒。作履，除脚气。（藏器）

【发明】〔时珍曰〕霍乱及干霍乱须吐者，以樟木屑煎浓汁吐之，甚良。又中恶、鬼气卒死者，以樟木烧烟熏之，待苏乃用药。此物辛烈香窜，能去湿气、辟邪恶故也。

樟 材

【气味】辛，温，无毒。

【主治】恶气中恶，心腹痛鬼

附方

手足痛风（冷痛如虎咬者）。用樟木屑一斗，急流水一石，煎极滚泡之，乘热安足于桶上熏之。以草荐围住，勿令汤气入目。其功甚捷，此家传经验方也。（虞抟《医学正传》）

竹

《本经》中品

▌**释名** 〔时珍曰〕竹字象形。许慎《说文》云："竹，冬生艸也"。故字从倒艸。戴凯之《竹谱》云：植物之中，有名曰竹。不刚不柔，非草非木。小异实虚，大同节目。

▌**集解** 〔弘景曰〕竹类甚多，入药用箽竹，次用淡、苦尔。又一种薄壳者，名甘竹，叶最胜。又有实中竹、箽竹，并以笋为佳，于药无用。

箽 竹 叶

【气味】苦，平，无毒。

【主治】咳逆上气，溢筋，急恶

疡，杀小虫。(《本经》)

除烦热风痉，喉痹呕吐。(《别录》)

煎汤，熨霍乱转筋。(时珍)

淡竹叶

【气味】辛，平、大寒，无毒。

【主治】胸中痰热，咳逆上气。(《别录》)

吐血，热毒风，止消渴，压丹石毒。(甄权)

消痰，治热狂烦闷，中风失音不语，壮热头痛头风，止惊悸，温疫迷闷，妊妇头旋倒地，小儿惊痫天吊。(《大明》)

喉痹，鬼疰恶气，烦热，杀小虫。(孟诜)

煎浓汁，漱齿中出血，洗脱肛不收。(时珍)

竹

苦竹叶

【气味】苦，冷，无毒。

【主治】口疮目痛，明目利九窍。(《别录》)

治不睡，止消渴，解酒毒，除烦热，发汗，疗中风喑哑。(《大明》)

杀虫。烧末，和猪胆，涂小儿头疮耳疮疥癣；和鸡子白，涂一切恶疮，频用取效。(时珍)

【发明】〔弘景曰〕甘竹叶最胜。

〔宗奭曰〕诸竹笋性皆微寒，故知其叶一致也。张仲景竹叶汤，唯用淡竹。

> **附方**
>
> 上气发热（因奔趁走马后，饮冷水所致者）。竹叶三斤，橘皮三两，水一斗，煎五升，细服。三日一剂。(《肘后方》)

箽竹根

【主治】作汤，益气止渴，补虚下气。(《本经》)

消毒。(《别录》)

甘竹根

【主治】煮汁服，安胎，止产

后烦热。（时珍）

附方

产后烦热（逆气）。用甘竹根（切）一斗五升，煮取七升，去滓，入小麦二升，复煮麦熟三四沸，入甘草一两，麦门冬一升，再煎至二升。每服五合。（《妇人良方》）

【气味】甘，微寒，无毒。

【主治】呕哕，温气寒热，吐血崩中，溢筋。（《别录》）

止肺痿唾血鼻衄，治五痔。（甄权）

噎膈。（孟诜）

伤寒劳复，小儿热痫，妇人胎动。（时珍）

【主治】下热壅。（孟诜）

【主治】劳热。（《大明》）

附方

伤寒劳复（伤寒后交接劳复，卵肿腹痛）。竹皮一升，水三升，煮五沸，服汁。（朱肱《南阳活人书》）

妇人劳复。病初愈，有所劳动，致热气冲胸，手足搐搦拘急，如中风状。淡竹青茹半斤，瓜蒌二两，水二升，煎一升，分二服。（《活人书》）

产后烦热（内虚短气）。甘竹茹汤：用甘竹茹一升，人参、茯苓、甘草各二两，黄芩二两。水六升，煎二升，分服，日三服。（《妇人良方》）

月水不断。青竹茹微炙，为末。每服三钱，水一盏，煎服。（《普济方》）

小儿热痛（口噤体热）。竹青茹三两，醋三升，煎一升，服一合。（《子母秘录》）

淡竹沥

【气味】甘，大寒，无毒。

【主治】暴中风风痹，胸中大热，止烦闷，消渴，劳复。（《别录》）

中风失音不语，养血清痰，风痰虚痰在胸膈，使人癫狂，痰在经络四肢及皮里膜外，非此不达不行。（震亨）

苦竹沥

【主治】口疮目痛，明目，利九窍。(《别录》)

治齿疼。(时珍)

慈竹沥

【主治】疗热风，和粥饮服。(孟诜)

【发明】〔弘景曰〕凡取竹沥，唯用淡、苦、篁竹者。

〔时珍曰〕竹沥性寒而滑，大抵因风火燥热而有痰者宜之。若寒湿胃虚肠滑之人服之，则反伤肠胃。笋性滑利，多食泻人，僧家谓之刮肠篦，即此义也。丹溪朱氏谓大寒言其功不言其气，殊悖于理。谓大寒为气，何害于功？《淮南子》云：槁竹有火，不钻不然。今苗僚人以干竹片相戛取火，则竹性虽寒，亦未必大寒也。《神仙传》云：离娄公服竹汁饵桂，得长生。盖竹汁性寒，以桂济之，亦与用姜汁佐竹沥之意

竹茹

相同。淡竹今人呼为水竹，有大小二种，此竹汁多而甘。沈存中言苦竹之外皆为淡竹，误矣。

附方

中风口噤。竹沥、姜汁等分，日日饮之。(《千金方》)

小儿口噤（体热）。用竹沥二合。暖饮，分三四服。(《兵部手集》)

产后中风（口噤，身直面青，手足反张）。竹沥饮一二升，即苏。(《梅师方》)

破伤中风。凡闪脱折骨诸疮，慎不可当风用扇，中风则发痉，口噤项急，杀人。急沥二三升。忌冷饮食及酒。竹沥卒难得，可合十许束并烧取之。(《外台秘要》)

金疮中风（口噤欲死）。竹沥半升，微微暖服。(《广利方》)

大人喉风。篁竹油，频饮之。(《集简方》)

小儿重舌。竹沥渍黄柏，时时点之。(《简便方》)

小儿伤寒。淡竹沥、葛根汁各六合。细细与服。(《千金方》)

小儿狂语（夜后便发）。竹沥夜服二合。（姚和众《至宝方》）

咳嗽肺痿（大人、小儿咳逆短气，胸中吸吸，咳出涕唾，嗽出臭脓）。用淡竹沥一合，服之，日三五次，以愈为度。（李绛《兵部手集》）

产后虚汗。淡竹沥三合，暖服，须臾再服。（昝殷《产宝》）

小儿吻疮。竹沥和黄连、黄柏、黄丹敷之。（《全幼心鉴》）

小儿赤目。淡竹沥点之。或入人乳。（《古今录验》）

雷 丸

《本经》下品

■释名　雷实、雷矢、竹苓。〔时珍曰〕雷斧、雷楔，皆霹雳击物精气所化。此物生土中，无苗叶而杀虫逐邪，犹雷之丸也。竹之余气所结，故曰竹苓。苓亦屎也，古者屎、矢字通用。

■集解　〔《别录》曰〕雷丸生石城山谷及汉中土中。八月采根，曝干。

〔弘景曰〕今出建平、宜都间。累累相连如丸。

〔恭曰〕雷丸，竹之苓也。无有苗蔓，皆零，无相连者。今出房州、金州。

〔时珍曰〕雷丸大小如栗，状如猪苓而圆，皮黑肉白，甚坚实。

【气味】苦，寒，有小毒。

【主治】杀三虫，逐毒气、胃中热。利丈夫，不利女子。作摩膏，除小儿百病。（《本经》）

逐邪气恶风汗出，除皮中热结积蛊毒，白虫寸白自出不止。久服，令人阴痿。（《别录》）

逐风，主癫痫狂走。（甄权）

【发明】〔弘景曰〕《本经》云利丈夫，《别录》曰久服阴痿，于事相反。

雷丸

〔志曰〕《经》言利丈夫不利女子，乃疏利男子元气，不疏利女子脏气，故曰久服令人阴痿也。

〔时珍曰〕按陈正敏《遁斋闲览》云：杨勔中年得异疾，每发语，腹中有小声应之，久渐声大。有道士见之，曰：此应声虫也。但读《本草》，取不应者治之。读至雷丸，不应。遂顿服数粒而愈。

本草纲目

附方

小儿出汗（有热）。雷丸四两，粉半斤，为末扑之。（《千金方》）

下寸白虫。雷丸，水浸去皮，切焙为末。五更初，食炙肉少许，以稀粥饮服一钱匕。须上半月服，虫乃下。（《经验前方》）

虫部

本草纲目

李时珍曰：虫乃生物之微者，其类甚繁，故字从三虫会意。按《考工记》云：外骨、内骨、却行、仄行、连行、纤行，以脰鸣、注（味同）鸣、旁鸣、翼鸣、腹鸣、胸鸣者，谓之小虫之属。其物虽微，不可与麟、凤、龟、龙为伍；然有羽、毛、鳞、介、倮之形，胎、卵、风、湿、化生之异，蠢动含灵，各具性气。录其功，明其毒，故圣人辨之。况蜩、蛮、蚁、蚳，可供馈食者，见于《礼记》；蜮、蚕、蟾、蝎，可供比剂者，载在方书。《周官》有庶氏除毒蛊，剪氏除蠹物，蝈氏去蛙黾，赤犮氏除墙壁狸虫（蠮蛸之属），壶涿氏除水虫（狐蜮之属）。则圣人之于微琐，罔不致慎。学者可不究夫物理而察其良毒乎？

蚕

［释名］ 自死者名白僵蚕。

［集解］〔时珍曰〕蚕，孕丝虫也。种类甚多，有大、小、白、乌、斑色之异。其虫属阳，喜燥恶湿，食而不饮，三眠三起，二十七日而老。

白　僵　蚕

［气味］ 咸、辛，平，无毒。

［主治］ 小儿惊痫夜啼，去三虫，灭黑黯，令人面色好，男子阴痒病。（《本经》）

女子崩中赤白，产后余痛，灭诸疮瘢痕。为末，封疔肿，拔根极效。（《别录》）

治口噤发汗。同衣中白鱼、鹰屎白等分，治疮灭痕。（《药性》）

以七枚为末，酒服，治中风失音，并一切风疾。小儿客忤，男子阴痒痛，女子带下。（《日华》）

焙研姜汁调灌，治中风、急喉痹欲绝，下喉立愈。（苏颂）

散风痰结核瘰疬，头风，风虫齿痛，皮肤风疮，丹毒作痒，痰疟癥结，妇人乳汁不通，崩中下血，小儿疳蚀鳞体，一切金疮，疔肿风痔。（时珍）

蚕

［发明］〔元素曰〕僵蚕性微温，味微辛，气味俱薄，轻浮而升，阳中之阳，故能去皮肤诸风如虫行。

〔震亨曰〕僵蚕属火，兼土与金、木。老得金气，僵而不化。治喉痹者，取其清化之气，从治相火，散浊逆结滞之痰也。

〔时珍曰〕僵蚕，蚕之病风者也。治风化痰，散结行经，所谓因其气相感，而以意使之者也。又人指甲软薄者，用此烧烟熏之则厚，亦是此义。盖厥阴、阳明之药，故又治诸血病、疟病、疳病也。

附方

一切风痰。白僵蚕七个（直者），细研，姜汁一茶脚，温水调灌之。（《胜金方》）

风痰喘嗽（夜不能卧）。白僵蚕（炒研）、好茶末各一两，为末。每用五钱，卧时泡沸汤服。（《瑞竹堂方》）

酒后咳嗽。白僵蚕焙研末，每茶服一钱。（《怪证奇方》）

牙齿疼痛。白僵蚕（直者）、生姜同炒赤黄色，去姜为末。以皂角水调擦之，即止。（《普济》）

疟疾不止。白僵蚕（直者）一个，切作七段，绵裹为丸，朱砂为衣，作一服。日未出时，面向东，用桃、李枝七寸煎汤，吞下。（《院方》）

风虫牙痛。白直僵蚕（炒）、蚕蜕纸（烧）等分，为末，擦之。良久，以盐汤漱口。（《直指方》）

面上黑黯。白僵蚕末，水和搽之。（《圣惠方》）

乳汁不通。白僵蚕末二钱，酒服。少顷，以脂麻茶一盏热投之，梳头数十遍，奶汁如泉也。（《经验后方》）

蚕蛹

【主治】炒食，治风及劳瘦。研敷癗疮恶疮。（《大明》）

为末饮服，治小儿疳瘦，长肌退热，除蛔虫。煎汁饮，止消渴。（时珍）

附方

消渴烦乱。蚕蛹二两，以无灰酒一中盏，水一大盏，同煮取一中盏，澄清，去蚕蛹，温服。（《圣惠方》）

蚕茧

已出蛾者。

【气味】甘，温，无毒。

【主治】烧灰酒服，治痈肿无头，次日即破。又疗诸疳疮，及下血血淋血崩。煮汁饮，止消渴反胃，除蛔虫。（时珍）

【发明】〔时珍曰〕蚕茧方书多用，而诸家《本草》并不言及，诚缺文也。近世用治痈疽代针，用一枚即出一头，二枚即出二头，神效无比。煮汤治消渴，古方甚称之。丹溪朱氏言此物属火，有阴之用，能泻膀胱中相火，引清气上朝于口，故能止渴也。

附方

大小便血。茧黄散：治肠风，大小便血，淋沥疼痛。用茧黄、蚕蜕纸（并烧存性）、晚蚕沙、白僵蚕（并炒）等分，为末，入麝香少许。每服二钱，用米饮送下，日三服，甚效。（《圣惠方》)

口舌生疮。蚕茧五个，包蓬砂，瓦上焙焦为末，抹之。

反胃吐食。蚕茧十个煮汁，烹鸡子三枚食之，以无灰酒下，日二服，神效。或以缲丝汤煮粟米粥食之。（《普济方》）

蝎

《开宝》

释名 主簿虫、杜伯、蛗尾虫。〔时珍曰〕按《唐史》云：剑南本无蝎，有主簿将至，遂呼为主簿虫。又张揖《广雅》云：杜伯，蝎也。陆机《诗疏》云：蛗一名杜伯，幽州人谓之蝎。观此，则主簿乃杜伯之讹，而后人遂附会其说。古语云：蜂、蛗垂芒，其毒在尾。

集解 〔时珍曰〕蝎形如水龟，八足而长尾，有节色青。今捕者多以盐泥食之，入药去足焙用。

【气味】甘、辛，平，有毒。

【主治】诸风瘾疹，及中风半身不遂，口眼㖞斜，语涩，手足抽掣。（《开宝》）

小儿惊痫风搐，大人疟疾，耳聋疝气，诸风疮，女人带下阴脱。（时珍）

【发明】〔宗奭曰〕大人、小儿通用，惊风尤不可阙。

蝎

〔颂曰〕古今治中风抽掣，及小儿惊搐方多用之。《箧中方》治小儿风痫有方。

〔时珍曰〕蝎产于东方，色青属木，足厥阴经药也，故治厥阴诸病。诸风掉眩搐掣，疟疾寒热，耳聋无闻，皆属厥阴风木。故东垣李杲云：凡疝气、带下，皆属于风。蝎乃治风要药，俱宜加而用之。

附方

破伤中风。《普济》：用干蝎、麝香各一分，为末。敷患处，令风速愈。《圣惠》：用干蝎（酒炒）、天麻各半两，为末，以蟾酥二钱，汤化为糊和捣，丸绿豆大。每服一丸至二丸，豆淋酒下（甚者加至三丸），取汗。

偏正头风（气上攻不可忍）。用全蝎二十一个，地龙六条，土狗三个，五倍子五钱，为末。酒调，摊贴太阳穴上。（《德生堂经验方》）

风牙疼痛。全蝎三个，蜂房二钱，炒研，擦之。（《直指方》）

诸痔发痒。用全蝎不以多少，烧烟熏之，即效。秘法也。（《袖珍方》）

芫　青

《别录》下品

释名 青娘子。〔时珍曰〕居芫花上而色青，故名芫青。世俗讳之，呼为青娘子，以配红娘子也。

集解 〔颂曰〕处处有之。形似斑蝥，但色纯青绿，背上一道黄文，尖喙。三、四月芫花发时乃生，多就芫花上采之，曝干。

〔时珍曰〕但连芫花茎叶采置地上，一夕尽自出也。余见斑蝥。

【气味】辛，微温，有毒。

【主治】蛊毒、风疰、鬼疰，堕胎。（《别录》）

治鼠瘘。（弘景）

主疝气，利小水，消瘰疬，下痰结，治耳聋目翳，猘犬伤毒。余功同斑蝥。（时珍）

附方

目中顽翳。发背膏：用青娘子、红娘子、斑蝥各二个（去头、足，面炒黄色），蓬砂一钱，蕤仁（去油）五个，为末。每点少许，日五六次，仍同春雪膏点之。（《普济方》）

塞耳治聋。芫青、巴豆仁、蓖麻仁各一枚，研，丸枣核大，绵包塞之。（《圣惠方》）

偏坠疼痛。青娘子、红娘子各十枚，白面拌炒黄色，去前二

芫青

物，熟汤调服，立效也。（谈野翁方）

蜗 牛

《别录》中品

释名 蠡牛（蠡音螺）、蚹蠃（音附螺）、蜒蝓（音移俞）、山蜗、蜗螺、蜓蚰螺、土牛儿。〔时珍曰〕其头偏戾如喎，其形盘旋如涡，故有喎、涡二者，不独如瓜字而已。其行延引，故曰蜒蚰。《尔雅》谓之蚹蠃。孙炎注云：以其负蠃壳而行，故名蚹蠃。

集解 〔弘景曰〕蜗牛生山中及人家。头形如蛞蝓，但背负壳耳。

〔颂曰〕凡用蜗牛，以形圆而大者为胜。久雨乍晴，竹林池沼间多有之。其城墙阴处，一种扁而小者，无力，不堪用。

〔时珍曰〕蜗身有涎，能制蜈、蝎。夏热则自悬叶下，往往升高，涎枯则自死也。

【气味】 咸，寒，有小毒。

【主治】 贼风喎僻，踠跌，大肠下脱肛，筋急及惊痫。（《别录》）

治小儿脐风撮口，利小便，消喉痹，止鼻衄，通耳聋，治诸肿毒痔漏，制蜈蚣、蝎虿毒，研烂涂之。（时珍）

【发明】 〔颂曰〕入婴孩药最胜。

〔时珍曰〕蜗牛所主诸病，大抵取其解热消毒之功耳。

附方

小便不通。蜗牛捣贴脐下，以手摩之。加麝香少许更妙。（《简易》）

大肠脱肛。《圣惠》：治大肠久积虚冷，每因大便脱肛。用蜗牛一两烧灰，猪脂和敷，立缩。又治上证及痢后脱肛。

发背初起。活蜗牛二百个，以新汲水一盏，汤瓶中封一夜，取涎水，入真蛤粉旋调，扫敷疮上。日十余度，热痛止则疮便愈。（《集验方》）

喉塞口噤。蜒蚰（炙）二七枚，白梅肉（炒）二七枚，白矾

蜗牛

（半生半烧）二钱，研为末。每水调半钱服，得吐立通。（《圣济总录》）

面上毒疮（初起者）。急寻水蜒蚰一二条，用酱少许共捣，涂纸上贴之，即退。纸上留一小孔出气。此乃凌汉章秘传极效方也。（谈野翁《试验方》）

蟾　蜍

《别录》下品

释名 鼋鼊（音蹙秋）、龖鼇（音秋施）、蚵蚾、癞蛤蟆。〔时珍曰〕蟾蜍，《说文》作詹诸。云：其声詹诸，其皮鼋鼊，其行鼇鼇。《诗》云：得此龖鼇。《韩诗》注云：戚施，蟾蜍也。戚，音蹴。后世名苦蠪，其声也。蚵蚾，其皮礧砢也。

集解 〔《别录》曰〕蟾蜍生江湖池泽。五月五日取东行者，阴干用。

〔时珍曰〕蟾蜍锐头皤腹，促眉浊声，土形，有大如盘者。《自然论》云：蟾蜍吐生，掷粪自其口出也。《抱朴子》云：蟾蜍千岁，头上有角，腹下丹书，名曰肉芝，能食山精。人得食之可仙。术家取用以起雾祈雨，辟兵解缚。今有技者，聚蟾为戏，能听指使。物性有灵，于此可推。许氏《说文》谓三足者为蟾，而寇氏非之，固是。但

龟、鳖皆有三足，则蟾之三足，非怪也。若谓入药必用三足，则谬矣。《峋嵝神书》载蟾宝之法：用大蟾一枚，以长尺铁钉四个钉脚，四下以炭火自早炙至午，去火，放水一盏于前，当吐物如皂荚子大，有金光。人吞之，可越江湖也。愚谓纵有此术，谁敢吞之？方技诞说，未足深信。漫记于此，以备祛疑。

【气味】辛，凉，微毒。

【主治】阴蚀，疽疬恶疮，猘犬伤疮，能合玉石。（《别录》）

烧灰敷疮，立验。又治温病发斑困笃者，去肠，生捣食一二枚，无不瘥者。（弘景）

杀疳虫，治鼠漏恶疮。烧灰，敷一切有虫恶痒滋胤疮。（《药性》）

治疳气，小儿面黄癖气，破癥结。烧灰油调，敷恶疮。（《日华》）

主小儿劳瘦疳疾，最良。（苏颂）

治一切五疳八痢，肿毒，破伤风病，脱肛。（时珍）

【发明】〔时珍曰〕蟾蜍，土之精也。上应月魄而性灵异，穴土食虫，又伏山精，制蜈蚣，故能入阳明经，退虚热，行湿气，杀虫䘌，而为疳病痈疽诸疮要药也。《别录》云治猘犬伤，《肘后方》亦有方

蟾蜍

法。按沈约《宋书》云：张牧为猘犬所伤，人云宜啖蛤蟆脍，食之遂愈。此亦治痈疽疔肿之意，大抵是物能攻毒拔毒耳。古今诸方所用蛤蟆，不甚分别，多是蟾蜍。读者当审用之，不可因名迷实也。

附方

腹中冷癖。水谷痀结，心下停痰，两胁痞满，按之鸣转，逆害饮食。大蟾蜍一枚，去皮肠，支解之，芒硝强人一升，中人七合，弱人五合，水七升，煮四升，顿服，得下为度。（《肘后方》）

小儿疳泄（下痢）。用蛤蟆烧存性，研，饮服方寸匕。（《子母秘录》）

小儿口疮。五月五日蛤蟆（炙）研末，敷之即瘥。（《秘录》）

小儿蓐疮。五月五日取蟾蜍炙研末，敷之即瘥。（《秘录》）

小儿脐疮（出汗，久不瘥）。蛤蟆烧末敷之，日三，甚验。一加牡蛎等分。（《外台》）

一切湿疮。蟾蜍烧灰，猪脂和敷。（《千金方》）

小儿癣疮。蟾蜍烧灰，猪脂和敷。（《外台》）

肿毒初起。大蛤蟆一个剁碎，同炒石灰，研如泥，敷之。频易。（余居士方）

折伤接骨。大蛤蟆生研如泥，劈竹裹缚其骨，自痊。（《奚囊备急方》）

蟾 酥

〔宗奭曰〕眉间白汁，谓之蟾酥。以油单纸裹眉裂之，酥出纸上，阴干用。

【气味】甘、辛，温，有毒。

【主治】小儿疳疾、脑疳。端午日取眉脂，以朱砂、麝香为丸，如麻子大。治小孩子疳瘦，空心服一丸。如脑疳，以奶汁调，滴鼻中，甚妙。（甄权）

酥同牛酥，或吴茱萸苗汁调，摩腰眼、阴囊，治腰肾冷，并助阳气。又疗虫牙。（《日华》）

治齿缝出血及牙疼，以纸纴少许按之，立止。（宗奭）

发背、疔疮，一切恶肿。（时珍）

附方

疔疮恶肿。蟾酥一钱，巴豆四个（捣烂），饭丸锭子如绿豆大。每服一丸，姜汤下。良久，以萹蓄根、黄荆子研酒半碗服，取行四五次，以粥补之。（《乾坤秘韫》）

诸疮肿硬。针头散：用蟾酥、麝香各一钱，研匀，乳汁调和，入罐待干。每用少许，津调敷之。外以膏药护住，毒气自出，不能为害也。（《保命集》）

破伤风病。蟾酥二钱，汤化为糊；干蝎（酒炒）、天麻各半两，为末，合捣，丸绿豆大。每服一丸至二丸，豆淋酒下。（《普济方》）

蚱 蝉

《本经》中品

释名 蜩（音调）、齐女。〔时珍曰〕蝉者，变化相禅也。蚱音窄，蝉声也。蜩，其音调也。

集解〔时珍曰〕蝉，诸蜩总名也。皆自蛴螬、腹蜟变而为蝉（亦有转丸化成者），皆三十日而死。俱方首广额，两翼六足，以胁而鸣，吸风饮露，溺而不粪。古人食之，夜以火取，谓之耀蝉。

【气味】 咸、甘，寒，无毒。

【主治】 小儿惊痫夜啼，癫病寒热。（《本经》）

惊悸，妇人乳难，胞衣不出，能堕胎。（《别录》）

小儿痫绝不能言。（苏恭）

小儿惊哭不止，杀疳虫，去壮热，治肠中幽幽作声。（《药性》）

【发明】〔时珍曰〕蝉主产难、下胞衣，亦取其能退蜕之义。《圣惠》治小儿发痫，有蚱蝉汤、蚱蝉散、蚱蝉丸等方。今人只知用蜕，而不知用蝉也。

蚱蝉

附方

破伤风病（无问表里，角弓反张）。秋蝉一个，地肤子（炒）八分，麝香少许，为末。

木 虻

《本经》中品

释名 魂常。〔时珍曰〕虻以翼鸣，其声虻虻，故名。陆佃云：蝱害民，故曰蝱；虻害虻，故曰虻。亦通。

集解〔《别录》曰〕木虻生汉中川泽，五　月取之。

〔颂曰〕今处处有之，而襄、汉近地尤多。

〔弘景曰〕此虻状似蛇而小，不咬血。近道草中不见有之，市人亦少卖者，方家唯用蜚虻耳。

〔时珍曰〕金幼孜《北征录》云：北房长乐镇草间有虻，大者如蜻蜓，拂人面嘬嚼。元稹《长庆集》云：巴蜀山谷间，春秋常雨，五、六月至八、九月则多虻，道路群飞，牛马血流，啮人毒剧。而毒不留肌，故无治术。

【气味】苦，平，有毒。

【主治】目赤痛，眦伤泪出，瘀血血闭，寒热酸惭，无子。(《本经》)

木虻

蚯　蚓

《本经》下品

释名 蜿螾（音顷引）、胸朐（音蠢闰）、坚蚕（音遗忝）。〔时珍曰〕蚓之行也，引而后申，其蟠如丘，故名蚯蚓。

集解 〔《别录》曰〕白颈蚯蚓，生平土。三月取，曝干。

〔时珍曰〕今处处平泽膏壤地中有之。孟夏始出，仲冬蛰结。雨则先出，晴则夜鸣。或云结时能化为百合也。与鼃鑫同穴为雌雄。故郭璞赞云：蚯蚓土精，无心之虫。交不以分，淫于鼃鑫。是矣。今小儿阴肿，多以为此物所吹。

白　颈　蚯　蚓

【气味】咸，寒，无毒。

【主治】蛇瘕，去三虫伏尸，鬼疰蛊毒，杀长虫。(《本经》)

温病，大热狂言，饮汁皆瘥。炒作屑，去蛔虫。(弘景)

去泥，盐化为水，主天行诸热，小儿热病癫痫，涂丹毒，敷漆疮。(藏器)

葱化为汁，疗耳聋。(苏恭)

治中风、痛疾、喉痹。(《日华》)

解射罔毒。(《蜀本》)

炒为末，主蛇伤毒。(《药性》)

治脚风。（苏颂）

主伤寒疟疾，大热狂烦，及大人、小儿小便不通，急慢惊风、历节风痛，肾脏风注，头风齿痛，风热赤眼，木舌喉痹，鼻瘜聤耳，秃疮瘰疬，卵肿脱肛，解蜘蛛毒，疗蚰蜒入耳。（时珍）

【发明】〔弘景曰〕干蚓熬作屑，去蛔虫甚有效。

〔宗奭曰〕肾脏风下注病，不可阙也。

〔颂曰〕脚风药必须此物为使，然亦有毒。有人因脚病药中用此，果得奇效。病愈，服之不辍，至二十余日，觉躁愦，但欲饮水不已，遂致委顿。大抵攻病用毒药，中病即当止也。

〔震亨曰〕蚯蚓属土，有水与木，性寒，大解热毒，行湿病。

〔时珍曰〕蚓在物应土德，在星禽为轸水。上食槁壤，下饮黄泉，故其性寒而下行。性寒故能解诸热疾，下行故能利小便、治足疾而通经络也。术家云"蚓血能柔弓弩"，恐亦诳言尔。诸家言服之多毒，而郭义恭《广志》云"闽越山蛮啖蚯蚓为馐"，岂地与人有不同欤？

附方

阳毒结胸（按之极痛，或通而复结，喘促，大躁狂乱）。取生地龙四条洗净，研如泥，入生姜汁少许，蜜一匙，薄荷汁少许，新汲水调服。若热炽者，加片脑少许。即与揉心下，片时自然汗出而解。不应，再服一次，神效。（《伤寒蕴要》）

小便不通。蚯蚓捣烂浸水，滤取浓汁半碗服，立通。（《斗门》）

老人尿闭。白颈蚯蚓、茴香等分杵汁，饮之即愈。（朱氏《集验方》）

小儿尿闭（乃热结也）。用大地龙数条（去泥），入蜜少许，研敷茎卵。仍烧蚕蜕纸、朱砂、龙脑、麝香同研少

蚯蚓

许，以麦门冬、灯心煎汤调服。（《全幼》）

慢惊虚风。用平正附子去皮脐，生研为末，以白颈蚯蚓于末内滚之，候定，刮蚓上附末，丸黄米大。每服十丸，米饮下。（《百一方》）

急慢惊风。五月五日取蚯蚓，竹刀截作两段，急跳者作一处，慢跳者作一处，各研烂，入朱砂末和作丸，记明急惊用急跳者，慢惊用慢跳者。每服五七丸，薄荷汤下。（《应验方》）

小儿卵肿。用地龙（连土）为末，津调敷之。（钱氏方）

手足肿痛（欲断）。取蚓三升，以水五升，绞汁二升半，服之。（《肘后方》）

风热头痛。地龙（炒研）、姜汁半夏饼、赤茯苓等分，为末。每服一字至半钱，生姜、荆芥汤下。（《普济》）

头风疼痛。龙珠丸：用五月五日取蚯蚓，和脑、麝杵，丸麻子大。每以一丸纳鼻中，随左右。先涂姜汁在鼻，立愈。（《总录》）

风虫牙痛。盐化地龙水，和面纳齿上，又以皂荚（去皮）研末涂上，虫即出。又同玄胡索、荜茇末塞耳。（《普济》）

牙齿裂痛。死曲蟮为末，敷之即止。（《千金翼》）

齿缝出血（不止）。用地龙末、枯矾各一钱，麝香少许，研匀，擦之。（《圣惠方》）

牙齿动摇（及外物伤动欲落，诸药不效者）。干地龙（炒）、五倍子（炒）等分，为末。先以生姜揩牙，后敷擦之。（《御药院方》）

鼻中瘜肉。地龙（炒）一分，牙皂一挺，为末。蜜调涂之，清水滴尽即除。（《圣惠》）

耳卒聋闭。蚯蚓入盐，安葱内，化水点之，立效。（《胜金》）

白秃头疮。干地龙为末，入轻粉，麻油调搽。（《普济方》）

耳聋气闭。蚯蚓、川芎䓖各两半，为末。每服二钱，麦门冬汤下。服后低头伏睡。一夜一服，三夜立效。（《圣济总录》）

口舌糜疮。地龙、吴茱萸研末，醋调生面和，涂足心，立效。（《摘玄方》）

鳞部

本草纲目

李时珍曰：鳞虫有水、陆二类，类虽不同，同为鳞也。是故龙蛇灵物，鱼乃水畜，种族虽别，变化相通，是盖质异而感同也。鳞属皆卵生，而蝮蛇胎产；水族皆不瞑，而河豚目眨。蓝蛇之尾，解其头毒；沙鱼之皮，还消鲙积。苟非知者，孰能察之。唐宋《本草》，虫鱼不分。

鲮 鲤

《别录》下品

释名 龙鲤、穿山甲、石鲮鱼。〔时珍曰〕其形肖鲤，穴陵而居，故曰鲮鲤，而俗称为穿山甲，郭璞赋谓之龙鲤。《临海水土记》云：尾刺如三角菱。故谓石鲮。

集解〔颂曰〕鲮鲤即今穿山甲也。生湖广、岭南，及金、商、均、房诸州，深山大谷中皆有之。

甲

【气味】咸，微寒；有毒。

【主治】五邪，惊啼悲伤，烧灰，酒服方寸匕，疗蚁瘘。（《别录》）

小儿惊邪，妇人鬼魅悲泣，及疥癣痔漏。（《大明》）

疗疮癞，及诸痊疾。（弘景）

烧灰敷恶疮。又治山岚瘴疟。（甄权）

除痰疟寒热，风痹强直疼痛，通经脉，下乳汁，消痈肿，排脓血，通窍杀虫。（时珍）

【发明】〔弘景曰〕此物食蚁，故治蚁瘘。

〔时珍曰〕穿山甲入厥阴、阳明经。古方鲜用，近世风疟、疮科、通经、下乳，用为要药。盖此物穴山而居，寓水而食，出阴入阳，能窜经络，达于病所故也。按刘伯温《多能鄙事》云：凡油笼渗漏，剥穿山甲里面肉靥投入，自至漏处补住。

鲮鲤

附方

便毒便痈。穿山甲半两，猪苓三钱，并以醋炙研末，酒服二钱。外穿山甲末和麻油、轻粉涂之。或只以末涂之。(《直指》)

眉炼癣疮(生眉中者)。穿山甲前脯鳞，炙焦为末，清油和轻粉调敷。(《直指方》)

耳鸣耳聋(卒聋，及肾虚，耳内如风、水、钟、鼓声)。用穿山甲一大片(以蛤粉炒赤，去粉)，蝎梢七个，麝香少许，为末，以麻油一滴化蜡，和作梃子，绵裹塞之。(《摄生方》)

火眼赤痛。穿山甲一片，为末，铺白纸上，卷作绳，烧烟熏之。(《寿域方》)

肉

【气味】甘，涩，温，有毒。

鳟鱼

《纲目》

释名 鲵鱼、赤眼鱼。〔时珍曰〕《说文》云：鳟鲵，赤目鱼也。孙炎云：鳟好独行。尊而必者，故字从尊从必。

集解 〔时珍曰〕处处有之。状似鲩而小，赤脉贯瞳，身圆而长，鳞细于鲩，青质赤章。好食螺、蚌，善于遁网。

肉

【气味】甘，温，无毒。

【主治】暖胃和中。多食，动风热，发疥癣。(时珍)

鲫鱼

《别录》上品

释名 鲋鱼(音附)。〔时珍曰〕按陆佃《埤雅》云：鲫鱼旅行，以相即也，故谓之鲫；以相附也，故谓之鲋。

集解 〔时珍曰〕鲫喜偎泥，不食杂物，故能补胃。冬月肉厚子多，其味尤美。

鲫鱼

肉

【气味】甘，温，无毒。

【主治】合五味煮食，主虚羸。（藏器）

温中下气。（《大明》）

合莼作羹，主胃弱不下食，调中益五脏。合茭首作羹，主丹石发热。（孟诜）

合小豆煮汁服，消水肿。炙油，涂妇人阴疮诸疮，杀虫止痛。酿白矾烧研饮服，治肠风血痢。酿硫黄煅研，酿五倍子煅研，酒服，并治下血。酿茗叶煨服，治消渴。酿胡蒜煨研饮服，治膈气。酿绿矾煅研饮服，治反胃。酿盐花烧研，掺齿疼。酿当归烧研，揩牙乌髭止血。酿砒烧研，治急疳疮。酿白盐煨研，搽骨疽。酿附子炙焦，同油涂头疮白秃。（时珍）

【发明】〔震亨曰〕诸鱼属火，独鲫属土，有调胃实肠之功。若多食，亦能动火。

鹘突羹。治脾胃虚冷不下食。以鲫鱼半斤切碎，用沸豉汁投之，入胡椒、荜萝、姜、橘末，空心食之。（《心镜》）

卒病水肿。用鲫鱼三尾，去肠留鳞，以商陆、赤小豆等分，填满扎定，水三升，煮糜去鱼，食豆饮汁。二日一作，不过三次，小便利，愈。（《肘后方》）

消渴饮水。用鲫鱼一枚，去肠留鳞，以茶叶填满，纸包煨熟食之。不过数枚即愈。（吴氏《心统》）

酒积下血。酒煮鲫鱼，常食最效。（《便民食疗方》）

肠痔滴血。常以鲫鱼作羹食。（《外台》）

反胃吐食。用大鲫鱼一尾，去肠留鳞，入绿矾末令满，泥固煅存性，研末。每米饮服一钱，日二。（《本事》）

小肠疝气。每顿用鲫鱼十个，同茴香煮食。久食自愈。（《生生编》）

恶疮似癞（十余年者）。鲫鱼烧研，和酱清敷之。（《千金方》）

白 花 蛇

宋《开宝》

释名 蕲蛇、褰鼻蛇。〔宗奭曰〕诸蛇鼻向下，独此鼻向上，背有方胜花文，以此得名。

集解 〔时珍曰〕花蛇，湖、蜀皆有，今唯以蕲蛇擅名。其蛇龙头虎口，黑质白花，胁有二十四个方胜文，腹有念珠斑，口有四长牙，尾上有一佛指甲，长一二分，肠形如连珠。

【气味】甘，咸，温，有毒。

【主治】中风湿痹不仁，筋脉拘急，口面㖞斜，半身不遂，骨节疼痛，脚弱不能久立，暴风瘙痒，大风疥癞。（《开宝》）

治肺风鼻塞，浮风瘾疹，身生白癜风，疬疡斑点。（甄权）

通治诸风，破伤风，小儿风热，急慢惊风搐搦，瘰疬漏疾，杨梅疮，痘疮倒陷。（时珍）

附方

驱风膏。治风瘫疠风，遍身疥癣。用白花蛇肉四两（酒炙），天麻七钱半，薄荷、荆芥各二钱半，为末。好酒二升，蜜四两，石器熬成膏。每服一盏，温汤服，日三服。急于暖处出汗，十日效。（《医垒元戎》）

世传白花蛇酒。治诸风无新久，手足缓弱，口眼㖞斜，语言謇涩，或筋脉挛急，肌肉顽痹，皮肤燥痒，骨节疼痛，或生恶疮、疥癞等疾。用白花蛇一条，温水洗净，头尾各去三寸，酒浸，去骨刺，取净肉一两。入托痘花蛇散。治痘疮黑陷。白花蛇（连骨炙，勿令焦）三钱，大丁香七枚，为末。每服五分，以水和淡酒下，神效。移时身上发热，其疮顿出红活也。（王氏《手集》）

白花蛇

全蝎（炒）、当归、防风、羌活各一钱，独活、白芷、天麻、赤芍药、甘草、升麻各五钱，剉碎，以绢袋盛贮。用糯米二斗蒸熟，如常造酒，以袋置缸中，待成，取酒同袋密封，煮熟，置阴地七日出毒。每温饮数杯，常令相续。此方乃蕲人板印，以侑蛇馈送者，不知所始也。（《濒湖集简方》）

头

【气味】有毒。

【主治】癜风毒癞。（时珍）

目睛

【主治】小儿夜啼。以一只为末，竹沥调少许灌之。（《普济》）

附方

紫癜风。除风散：以白花蛇头二枚（酒浸，炙），蝎梢一两（炒），防风一两。上为末。每服一钱，温酒下，日一服。（《圣济总录》）

鲈鱼

宋《嘉祐》

释名 四鳃鱼。〔时珍曰〕黑色曰卢。此鱼白质黑章，故名。淞人名四鳃鱼。

集解 〔时珍曰〕鲈出吴中，淞江尤盛，四、五月方出。长仅数寸，状微似鳜而色白，有黑点，巨口细鳞，有四鳃。

肉

【气味】甘,平,有小毒。

【主治】补五脏,益筋骨,和肠胃,治水气。多食宜人,作鲊尤良。曝干甚香美。(《嘉祐》)

益肝肾。(宗奭)

安胎补中。作鲙尤佳。(孟诜)

蛤 蚧

宋《开宝》

释名 蛤蟹、仙蟾。〔时珍曰〕蛤蚧因声而名,仙蟾因形而名。

集解〔时珍曰〕顾《海槎录》云:广西横州甚多蛤蚧,牝牡上下相呼,累日,情洽乃交,两相抱负,自堕于地。人往捕之,亦不知觉,以手分劈,虽死不开。乃用熟稿草细缠,蒸过曝干售之,炼为房中之药甚效。寻常捕者,不论牝牡,但可为杂药及兽医方中之用耳。

【气味】咸,平,有小毒。

【主治】补肺气,益精血,定喘止嗽,疗肺痈消渴,助阳道。(时珍)

【发明】〔时珍曰〕昔人言补可去弱,人参羊肉之属。蛤蚧补肺气,定喘止渴,功同人参;益阴血,助精扶羸,功同羊肉。近世治劳损痿弱,许叔微治消渴,皆用之,俱取其滋补也。

蛤蚧

附方

喘嗽面浮（并四肢浮者）。蛤蚧一雌一雄（头尾全者，法酒和蜜涂之，炙熟），紫团人参（似人形者）半两，为末，化蜡四两，和作六饼。每煮糯米薄粥一盏，投入一饼搅化，细细热呷之。（《普济》）

鲤　鱼

《本经》上品

释名　〔时珍曰〕鲤鳞有十字文理，故名鲤。

集解　〔颂曰〕处处有之。其脊中鳞一道，从头至尾，无大小，皆三十六鳞，每鳞有小黑点。诸鱼唯此最佳，故为食品上味。

肉

【气味】甘，平，无毒。

【主治】煮食，治咳逆上气，黄疸，止渴。生者，治水肿脚满，下气。（《别录》）

烧末，能发汗，定气喘咳嗽，下乳汁，消肿。米饮调服，治大人小儿暴痢。用童便浸煨，止反胃及恶风入腹。（时珍）

【发明】〔时珍曰〕鲤乃阴中之阳，其功长于利小便，故能消肿胀黄疸，脚气喘嗽，湿热之病。作鲙则性温，故能去痃结冷气之病。烧之则从火化，故能发散风寒，平肺通乳，解肠胃及肿毒之邪。

附方

水肿。《范汪》：用大鲤鱼一头，醋三升，煮干食。一日一作。《外台》：用大鲤一尾，赤小豆一升，水二斗，煮食饮汁，一顿服尽，当下利尽即瘥。

胎气不长。用鲤鱼肉同盐、枣煮汁，饮之。（《集验》）

乳汁不通。用鲤鱼一头烧末。每服一钱，酒调下。（《产宝》）

咳嗽气喘。用鲤鱼一头去鳞，纸裹炮熟，去刺研末，同糯米煮粥，空心食。（《心镜》）

一切肿毒（已溃未溃者）。用鲤鱼烧灰，醋和涂之，以愈为度。（《外台》）

鲤鱼

胆

【气味】苦，寒，无毒。

【主治】目热赤痛，青盲，明目。久服强悍，益志气。（《本经》）

点眼，治赤肿翳痛。涂小儿热肿。（甄权）

附方

小儿咽肿（痹痛者）。用鲤鱼胆二七枚，和灶底土，以涂咽外，立效。（《千金方》）

大人阴痿。鲤鱼胆、雄鸡肝各一枚，为末，雀卵和，丸小豆大。每吞一丸。（《千金方》）

睛上生晕（不问久新）。鲤鱼长一尺二寸者，取胆滴铜镜上，阴干，竹刀刮下。每点少许。（《总录》）

脑 髓

【主治】诸痫。（苏恭）

煮粥食，治暴聋。（《大明》）

和胆等分，频点目眦，治青盲。（时珍）

附方

耳卒聋。竹筒盛鲤鱼脑，于饭上蒸过，注入耳中。（《千金》）

耳脓有虫。鲤鱼脑和桂末捣匀，绵裹塞之。（《千金方》）

鳞

【主治】产妇滞血腹痛，烧灰酒服。亦治血气。（苏颂）

烧灰，治吐血，崩中漏下，带下痔瘘，鱼鲠。（时珍）

【发明】〔时珍曰〕古方多以皮、鳞烧灰，入崩漏、痔瘘药中，盖取其行滞血耳。治鱼鲠者，从其类也。

附方

痔漏疼痛。鲤鱼鳞二三片，绵裹如枣形，纳入坐之，其痛即止。（《儒门事亲》）

诸鱼骨鲠。鲤脊三十六鳞，焙研，凉水服之，其刺自跳出，神妙。（笔峰《杂兴》）

鳜鱼

《开宝》

释名　石桂鱼、水豚。〔时珍曰〕鳜，蹶也，其体不能屈曲如僵蹶也。

集解　〔时珍曰〕鳜生江湖中，扁形阔腹，大口细鳞。有黑斑，其斑文尤鲜明者为雄，稍晦者为雌，背有鬐鬣刺人。厚皮紧肉，肉中无细刺。有肚能嚼，亦啖小鱼。

肉

【气味】甘，平，无毒。

【主治】腹内恶血，去腹内小虫，益气力，令人肥健。（《开宝》）补虚劳，益脾胃。（孟诜）

【发明】〔时珍曰〕按张杲《医说》云：越州邵氏女年十八，病劳瘵累年，偶食鳜鱼羹遂愈。观此，正与补劳、益胃、杀虫之说相符，则仙人刘凭、隐士张志和之嗜此鱼，非无谓也。

附方

骨鲠、竹木刺入咽喉。不拘大人小儿，日久或入脏腑，痛刺

鳜鱼

黄瘦甚者，服之皆出。腊月收鳜鱼胆，悬北檐下令干。每用一皂子许，煎酒温呷。得吐，则鲠随涎出；未吐再服，以吐为度。酒随量饮，无不出者。鳜、鲩、鲫胆皆可。（《胜金方》）

尾

【主治】小儿软疖，贴之良。（时珍）

胆

【气味】苦，寒，无毒。

【主治】骨鲠，不拘久近。（时珍）

比目鱼

《食疗》

释名 鲽（音蝶）、鞋底鱼。〔时珍曰〕比，并也。鱼各一目，相并而行也。

集解 〔时珍曰〕案郭璞云：今所在水中有之。状如牛脾及女人鞋底，细鳞紫黑色，两片相合乃得行。其合处半边平而无鳞，口近腹下。刘渊林以为王余鱼，盖不然。

【气味】甘，平，无毒。

【主治】补虚益气力。多食动气。（孟诜）

比目鱼

鳝鱼

释名 黄鲴。〔宗奭曰〕鳝腹黄，故世称黄鳝。

集解〔时珍曰〕黄质黑章，体多涎沫，大者长二三尺，夏出冬蛰。一种蛇变者名蛇鳝，有毒害人。

肉

【气味】甘，大温，无毒。

【主治】补中益血，疗沈唇。（《别录》）

补虚损，妇人产后恶露淋沥，血气不调，羸瘦，止血，除腹中冷气肠鸣，及湿痹气。（藏器）

善补气，妇人产后宜食。（震亨）

补五脏，逐十二风邪，患湿风、恶气人。作臛空腹饱食，暖卧取汗出如胶，从腰脚中出，候汗干，暖五枝汤浴之。避风。三五日一作，甚妙。（孟诜）

专贴一切冷漏、痔瘘、臁疮引虫。（时珍）

附方

肉痔出血。鳝鱼煮食，其性凉也。（《便民食疗》）

血

尾上取之。

【主治】涂癣及瘘。（藏器）

疗口眼㖞斜，同麝香少许，左㖞涂右，右㖞涂左，正即洗去。治耳痛，滴数点入耳。治鼻衄，滴数点入鼻。治疹后生翳，点少许入目。治赤疵，同蒜汁、墨汁频涂之。又涂赤游风。（时珍）

【发明】〔时珍曰〕鳝善穿穴，无足而窜，与蛇同性，故能走经脉疗十二风邪，及口㖞、耳目诸窍之病。风中血脉，则口眼㖞斜，用血主之，从其类也。

头

【气味】甘，平，无毒。

【主治】烧服，止痢，主消渴，去冷气，除痞症，食不消。（《别录》）

同蛇头、地龙头烧灰酒服，治小肠痈有效。（《集成》）

百虫入耳，烧研，绵裹塞之，立出。（时珍）

皮

【主治】妇人乳核硬疼，烧灰空心温酒服。（《圣惠》）

虾

宋《嘉祐》

释名 〔时珍曰〕鰕（音霞），俗作虾，入汤则红色如霞也。

集解 〔时珍曰〕江湖出者大而色白，溪池出者小而色青。皆磔须钺鼻，背有断节，尾有硬鳞，多足而好跃，其肠属脑，其子在腹外。凡有数种：米虾、糠虾，以精粗名也；青虾、白虾，以色名也；梅虾，以梅雨时有也；泥虾、海虾，以出产名也。岭南有天虾，其虫大如蚁，秋社后，群堕水中化为虾，人以作鲊食。凡虾之大者，蒸曝去壳，谓之虾米，食以姜、醋，馔品所珍。

虾

【气味】甘，温，有小毒。

【主治】五野鸡病，小儿赤白游肿，捣碎敷之。（孟诜）

作羹，试鳖症，托痘疮，下乳汁。法制，壮阳道；煮汁，吐风痰；捣膏，敷虫疽。（时珍）

附方

鳖症疼痛。《类编》云：景陈弟长子拱病鳖症，隐隐见皮内，痛不可忍。外医洪氏曰：可以鲜虾作羹食之。下腹未久痛即止。

补肾兴阳。用虾米一斤，蛤蚧二枚，茴香、蜀椒各四两，并以青盐化酒炙炒，以木香粗末一两和匀，乘热收新瓶中密封。每服一匙，空心盐酒嚼下，甚妙。

宣吐风痰。用连壳虾半斤，入葱、姜、酱煮汁。先吃虾，后吃汁，紧束肚腹，以翎探引取吐。

臁疮生虫。用小虾三十尾（去头、足、壳），同糯米饭研烂，隔纱贴疮上，别以纱罩之。一夜解下，持看皆是小赤虫。即以葱、椒汤洗净，用旧茶笼内白竹叶，随大小剪贴，一日二换。待汁出尽，逐日煎苦楝根汤洗之，以好膏贴之。将生肉，勿换膏药。忌发物。（《直指方》）

血风臁疮。生虾、黄丹捣和贴之，日一换。（《集简方》）

介部

本草纲目

李时珍曰：介虫三百六十，而龟为之长。龟盖介虫之灵长者也。《周官·鳖人》取互物以时籍，春献鳖蜃，秋献龟鱼。祭祀供蠃蠃蚳以授醢人。则介物亦圣世供馔之所不废者，而况又可充药品乎？

魁 蛤

《别录》上品

[释名] 魁陆、蚶、瓦屋子、瓦垄子。〔时珍曰〕魁者羹斗之名，蛤形肖之故也。蚶味甘，故从甘。案《岭表录异》云：南人名空慈子。尚书卢钧以其壳似瓦屋之垄，改为瓦屋、瓦垄也。广人重其肉，炙以荐酒，呼为天脔。广人谓之蜜丁。《名医别录》云"一名活东"，误矣。活东，蝌斗也。见《尔雅》。

[集解] 〔《别录》曰〕魁蛤生东海。正圆，两头空，表有文。采无时。

〔弘景曰〕形似纺轩，小狭长，外有纵横文理，云是老蝠所化，方用至少。

〔保昇曰〕今出莱州。形圆长，似大腹槟榔，两头有孔。

〔时珍曰〕按郭璞《尔雅》注云：魁陆即今之蚶也。状如小蛤而圆厚。《临海异物志》云：蚶之大者径四寸。背上沟文似瓦屋之垄，肉味极佳。今浙东以近海田种之，谓之蚶田。

魁蛤

肉

【气味】甘，平，无毒。

【主治】瘰痹，泄痢便脓血。（《别录》）

润五脏，止消渴，利关节。服丹石人宜食之，免生疮肿热毒。（鼎）

心腹冷气，腰脊冷风，利五脏，健胃，令人能食。（藏器）

温中消食起阳。（萧炳）

益血色。（《日华》）

壳

【气味】甘、咸，平，无毒。

【主治】烧过，醋淬，醋丸服，治一切血气、冷气、癥癖。（《日华》）

消血块，化痰积。（震亨）

连肉烧存性研，敷小儿走马牙疳有效。（时珍）

【发明】〔时珍曰〕咸走血而软坚，故瓦垄子能消血块，散痰积。

鳖

[释名] 团鱼、神守。〔时珍曰〕鳖行蹩躄，故谓之鳖。

[集解]〔时珍曰〕鳖，甲虫也。水居陆生，穹脊连胁，与龟同类。四缘有肉裙，故曰龟，甲裹肉；鳖，肉裹甲。无耳，以目为听。纯雌无雄，以蛇及鼋为匹。故《万毕术》云：烧鼋脂可以致鳖也。夏日孚乳，其抱以影。《埤雅》云：卵生思抱。其伏随日影而转。在水中，上必有浮沫，名鳖津。人以此取之。今有呼鳖者，作声抚掌，望津而取，百十不失。《管子》云：涸水之精名曰蚴。以名呼之，可取鱼鳖。正此类也。《类从》云：鼍一鸣而鳖伏。性相制也。又畏蚊。生鳖遇蚊叮则死，死鳖得蚊煮则烂，而熏蚊者复用鳖甲。物相报复如此，异哉！《淮南子》曰：膏之杀鳖，类之不可推也！

鳖甲

【气味】 咸，平，无毒。

【主治】 心腹癥瘕，坚积寒热，去痞疾息肉，阴蚀痔核恶肉。（《本经》）

疗温疟，血瘕腰痛，小儿胁下坚。（《别录》）

宿食，癥块痃癖，冷瘕劳瘦，除骨热，骨节间劳热，结实壅塞，下气，妇人漏下五色，下瘀血。（甄权）

去血气，破癥结恶血，堕胎。消疮肿肠痈，并扑损瘀血。（《日华》）

补阴补气。（震亨）

除老疟疟母，阴毒腹痛，劳复食复，斑痘烦喘，小儿惊痫，妇人经脉不通，难产，产后阴脱，丈夫阴疮石淋，敛溃痈。（时珍）

【发明】〔宗奭曰〕经中不言治劳，唯《药性论》治劳瘦骨热，故虚劳多用之。然甚有据，但不可过剂耳。

〔时珍曰〕鳖甲乃厥阴肝经血分之药，肝主血也。试常思之，龟、鳖之属，功各有所主。鳖色青入肝，故所主者，疟劳寒热，痃瘕惊痫，经水痈肿阴疮，皆厥阴血分之病也。玳瑁色赤入心，故所主者，心风惊热，伤寒狂乱，痘毒肿毒，皆少阴血分之病也。秦龟色黄入脾，故所主者，顽风湿痹，身重蛊毒，皆太阴血分之病也。水龟色黑入肾，故所主者，阴虚精弱，腰脚酸痿，阴疟泄痢，皆少阴血分之病也。

奔豚气痛（上冲心腹）。鳖甲（醋炙）三两，京三棱（煨）二两（捣二味为末），桃仁（去皮尖）四两，汤浸研汁三升，煎二升，入末不住手搅，煎良久，下醋一升，煎如饧，以瓶收之。每空心温酒服半匙。（《圣济录》）

血瘕癥癖。用鳖甲、琥珀、大黄等分作散，酒服二钱，少时恶血即下。若妇人小肠中血下尽，即休服也。

疟癖癥积。用鳖甲（醋炙黄）研末，牛乳一合，每调一匙，朝朝服之。

妇人漏下。鳖甲（醋炙）研末，清酒服方寸匕，日二。

劳复食复（笃病初起，受劳伤食，致复欲死者）。鳖甲烧研，水服方寸匕。（《肘后方》）

小儿痫疾。用鳖甲炙研，乳服一钱，日二。亦可蜜丸服。（《子母录》）

卒得腰痛（不可俯仰）。用鳖甲炙研末，酒服方寸匕，日二。（《肘后方》）

吐血不止。鳖甲、蛤粉各一两（同炒色黄），熟地黄一两半（晒干），为末。每服二钱，食后茶下。（《圣济录》）

肉

【气味】甘，平，无毒。

【主治】伤中益气，补不足。（《别录》）

热气湿痹，腹中激热，五味煮食，当微泄。（藏器）

妇人漏下五色，羸瘦，宜常食之。（孟诜）

妇人带下，血瘕腰痛。（《日华》）

去血热，补虚。久食，性冷。（苏颂）

作臛食，治久痢，长髭须。作丸服，治虚劳疟癖脚气。（时珍）

寒湿脚气（疼不可忍）。用团鱼二个，水二斗，煮一斗，去鱼取汁，加苍耳、苍术、寻风藤各半斤，煎至七升，去渣，以盆盛熏蒸，待温浸洗，神效。（《乾坤生意》）

骨蒸咳嗽（潮热）。团鱼丸：用团鱼一个，柴胡、前胡、贝母、知母、杏仁各五钱，同煮，待熟去骨、甲、裙，再煮。食肉饮汁，将药焙研为末，仍以骨、甲、裙煮汁和，丸梧子大。每空心黄芪汤下三十丸，日二服。服尽，仍治参、芪药调之。（《奇效方》）

鳖

脂

【主治】除日拔白发，取脂涂孔中，即不生。欲再生者，白犬乳汁涂之。（藏器）

牡　蛎

《本经》上品

释名 牡蛤、蛎蛤、古贲、蠔。〔时珍曰〕蛤蚌之属，皆有胎生、卵生。独此化生，纯雄无雌，故得牡名。曰蛎曰蠔，言其粗大也。

集解 〔时珍曰〕南海人以其蛎房砌墙，烧灰粉壁，食其肉谓之蛎黄。

【气味】咸，平、微寒，无毒。

【主治】伤寒寒热，温疟洒洒，惊恚怒气，除拘缓鼠瘘，女子带下赤白。久服，强骨节，杀邪鬼，延年。（《本经》）

男子虚劳，补肾安神，去烦热，小儿惊痫。（李珣）

化痰软坚，清热除湿，止心脾气痛，痢下赤白浊，消疝瘕积块，瘿疾结核。（时珍）

【发明】〔成无己曰〕牡蛎之咸，以消胸膈之满，以泄水气，使痞者消，硬者软也。

【气味】甘，温，无毒。

【主治】煮食，治虚损，调中，解丹毒，妇人血气。以姜、醋生食，治丹毒，酒后烦热，止渴。（藏器）

牡蛎

附方

虚劳盗汗。牡蛎粉、麻黄根、黄芪等分，为末。每服二钱，水一盏，煎七分，温服，日一。（《本事方》）

面色黧黑。牡蛎粉研末，蜜丸梧子大。每服三十丸，白汤下，日一服。并炙其肉食之。（《普济方》）

蚌

宋《嘉祐》

释名 〔时珍曰〕蚌与蛤同类而异形。长者通曰蚌，圆者通曰蛤。故蚌从丰，蛤从合，皆象形也。

集解 〔时珍曰〕蚌类甚繁，今处处江湖中有之，唯洞庭、汉沔独多。大者长七寸，状如牡蛎辈；小者长三、四寸，状如石决明辈。其肉可食，其壳可为粉。湖沔人皆印成锭市之，谓之蚌粉，亦曰蛤粉。古人谓之蜃灰，以饰墙壁，墓圹，如今用锻石也。

明目除湿，主妇人劳损下血。（藏器）

【气味】甘、咸，冷，无毒。

【主治】止渴除热，解酒毒，去眼赤。（孟诜）

蚌

除烦，解热毒，血崩带下，痔
瘘，压丹石药毒。以黄连末纳入取
汁，点赤眼、眼暗。（《日华》）

主太热，解酒毒，止渴，去眼
赤。（《食疗本草》）

治肝热，肾衰，托斑疹，解痘
毒，清凉止渴。（《本草再新》）

清热滋阴，养肝凉血，熄风
解酒，明目定狂。（《随息居饮食
谱》）

真　珠

宋《开宝》

释名 珍珠、蚌珠、蠙珠。

集解 〔时珍曰〕按《廉州志》云：合浦县
海中有梅、青、婴三池。蜑人每以长绳系腰，
携篮入水，拾蚌入篮即振绳，令舟人急取之。
若有一线之血浮水，则葬鱼腹矣。

【气味】咸、甘，寒，无毒。

【主治】镇心。点目，去肤翳
障膜。涂面，令人润泽好颜色。涂
手足，去皮肤逆胪。绵裹塞耳，主
聋。（《开宝》）

磨翳坠痰。（甄权）

除面䵟，止泄。合知母，疗烦
热消渴。合左缠根，治小儿麸豆疮
入眼。（李珣）

除小儿惊热。（宗奭）

安魂魄，止遗精白浊，解痘疔
毒，主难产，下死胎胞衣。（时珍）

【发明】〔时珍曰〕真珠入厥阴
肝经，故能安魂定魄，明目治聋。

附方

卒忤不言。真珠末，用鸡
冠血和丸小豆大。以三四粒纳口
中。（《肘后方》）

灰尘迷目。用大珠拭之则明
也。（《格古论》）

妇人难产。真珠末一两，酒
服，立出。（《千金》）

真珠

蟹

《本经》中品

释名 螃蟹、郭索、横行介士、无肠公子。〔时珍曰〕按傅肱《蟹谱》云：蟹，水虫也，故字从虫。亦鱼属也，故古文从鱼。以其横行，则曰螃蟹。以其行声，则曰郭索。以其外骨，则曰介士。以其内空，则曰无肠。

集解〔时珍曰〕蟹，横行甲虫也。外刚内柔，于卦象离。骨眼蜩腹，蚔脑鲎足，二螯八跪，利钳尖爪，壳脆而坚，有十二星点。雄者脐长，雌者脐团。腹中之黄，应月盈亏。其性多躁，引声噀沫，至死乃已。生于流水者，色黄而腥；生于止水者，色绀而馨。佛书言：其散子后即自枯死。霜前食物故有毒，霜后将蛰故味美。所谓入海输芒者，亦谬谈也。蝤蛑大于螃蟹，生于陂池田港中，故有毒，令人吐下。似蝤蛑而生于沙穴中，见人便走者，沙狗也，不可食。似蝤蛑而生海中，潮至出穴而望者，望潮也，可食。两螯极小如石者，蚌江也，不可食。生溪涧石穴中，小而壳坚赤者，石蟹也，野人食之。又海中有红蟹，大而色红。飞蟹能飞。善苑国有百足之蟹。海中蟹大如钱，而腹下又有小蟹如榆荚者，蟹奴也。居蚌腹者，蛎奴也，又名寄居蟹。并不可食。蟹腹中有虫，如小木鳖子而白者，不可食，大能发风也。

〔宗奭曰〕取蟹以八、九月蟹浪之时，伺其出水而拾之，夜则以火照捕之，时黄与白满壳也。

〔弘景曰〕蟹类甚多，蟛蜞、拥剑、蟛蜞皆是，并不入药。海边又有蝤蛑，似蟛蜞而大，似蟹而小，不可食。蔡谟初渡江，不识蟛蜞，啖之几死。叹曰：读《尔雅》不熟，几为劝学者所误也。

【气味】咸，寒，有小毒。

【主治】胸中邪气，热结痛，喎僻面肿，能败漆。烧之致鼠。（《本经》）

散诸热，治胃气，理经脉，消食。以醋食之，利肢节，去五脏中烦闷气，益人。（孟诜）

产后肚痛血不下者，以酒食之。筋骨折伤者，生捣炒罥之。（《日华》）

能续断绝筋骨。去壳同黄捣烂，微炒，纳入疮中，筋即连也。（藏器）

杀莨菪毒，解鳝鱼毒、漆毒，治疟及黄疸。捣膏涂疥疮、癣疮。捣汁，滴耳聋。（时珍）

壳

【主治】烧存性，蜜调，涂冻疮及蜂虿伤，酒服，治妇人儿枕痛及血崩腹痛，消积。（时珍）

蟹

附方

崩中腹痛。毛蟹壳烧存性，米饮服一钱。(《证治要诀》)

蜂虿螫伤。蟹壳烧存性，研末。蜜调涂之。(同上)

熏辟壁虱。蟹壳烧烟熏之。(《摘玄》)

石决明

《别录》上品

释名 九孔螺。壳名千里光。〔时珍曰〕决明、千里光，以功名也。九孔螺，以形名也。

集解 〔时珍曰〕石决明形长如小蚌而扁，外皮甚粗，细孔杂杂，内则光耀，背侧一行有孔如穿成者，生于石崖之上，海人泅水，乘其不意，即易得之。否则紧黏难脱也。陶氏以为紫贝，雷氏以为真珠母，杨倞注《荀子》以为龟脚，皆非矣。唯鳆鱼是一种二类，故功用相同。吴越人以糟决明、酒蛤蜊为美品者，即此。

 壳

【气味】咸，平，无毒。

【主治】目障翳痛，青盲。久服，益精轻身。(《别录》)

通五淋。(时珍)

附方

羞明怕日。用千里光、黄菊花、甘草各一钱，水煎，冷服。(《明目集验方》)

石决明

蛤蜊

宋《嘉祐》

释名 〔时珍曰〕蛤类之利于人者，故名。

集解 〔机曰〕蛤蜊，生东、南海中，白壳紫唇，大二三寸者。闽、浙人以其肉充海错，亦作为酱醢。其壳火煅作粉，名曰蛤蜊粉也。

蛤蜊

肉

【气味】咸，冷，无毒。

【主治】润五脏，止消渴，开胃，治老癖为寒热，妇人血块，宜煮食之。（禹锡）

煮食醒酒。（弘景）

【发明】〔时珍曰〕按高武《痘疹正宗》云：俗言蛤蜊海错能发疹，多致伤损脾胃，生痰作呕作泻，此皆嘻笑作罪也。又言痘毒入目者，以蛤蜊汁点之可代空青。夫空青得铜之精气而生，性寒可治赤目。若痘毒是脏腑毒气上冲，非空青可治。蛤蜊虽寒，而湿中有火，亦不可不知矣。

海蛤

《本经》上品

释名 〔时珍曰〕海蛤者，海中诸蛤烂壳之总称，不专指一蛤也。

集解 〔保昇曰〕今登、莱、沧州海沙湍处皆有，四、五月淘沙取之。南海亦有之。

肉

【气味】苦、咸，平，无毒。

【主治】咳逆上气，喘息烦满，胸痛寒热。（《本经》）

治水气浮肿，下小便，治嗽逆上气，项下瘤瘿。（甄权）

疗呕逆，胸胁胀急，腰痛五

痔，妇人崩中带下。(《日华》)

止消渴，润五脏，治服丹石人有疮。(萧炳)

清热利湿，化痰饮，消积聚。除血痢，妇人结胸，伤寒反汗搐搦，中风瘫痪。(时珍)

海蛤

附方

水肿发热 (小便不通者)。海蛤汤主之。海蛤、木通、猪苓、泽泻、滑石、黄葵子、桑白皮各一钱，灯心三分，水煎服，日二。(《圣惠方》)

伤寒血结 (胸膈痛不可近)。仲景无方，宜海蛤散主之，并刺期门穴。用海蛤、滑石、甘草各一两，芒硝半两，为末。每服二钱，鸡子清调服。服桂枝红花汤，发其汗则愈。盖膻中血聚则小肠壅，小肠壅则血不行。服此则小肠通，血流行而胸膈利矣。(朱肱《活人书》)

车 渠

《海药》

释名 海扇。〔时珍曰〕按《韵会》云：车渠，海中大贝也。背上垄文如车轮之渠，故名。车沟曰渠。刘绩《霏雪录》云：海扇，海中甲物也。其形如扇，背文如瓦屋。三月三日潮尽乃出。梵书谓之车婆洛揭拉婆。

集解 〔李珣曰〕车渠，云是玉石之类。生西国，形如蚌蛤，有文理。西域七宝，此其一也。

〔时珍曰〕车渠，大蛤也。大者长二三尺，阔尺许，厚二三寸。壳外沟垄如蚶壳而深大，皆纵文如瓦沟，无横文也。壳内白皙如玉。亦不甚贵，番人以饰器物，谬言为玉石之类。或云玉中亦有车渠，而此蛤似之故也。沈存中《笔谈》云：车渠大者如箕，背有渠垄如蚶壳，以作器，致如白玉。杨慎《丹铅录》云：车渠作杯，注酒满过一分不溢。试之果然。

壳

【气味】甘、咸；大寒，无毒。

【主治】安神镇宅，解诸毒药及虫螫。同玳瑁等分，磨人乳服之，极验。（李珣）

【发明】〔时珍曰〕车渠盖瓦垄之大者，故其功用亦相仿佛。

车渠

田　螺

《别录》下品

集解〔弘景曰〕田螺生水田中，及湖渎岸侧。形圆，大如梨、橘，小者如桃、李，人煮食之。

〔保昇曰〕状类蜗牛而尖长，青黄色，春夏采之。

〔时珍曰〕螺，蚌属也。其壳旋文。其肉视月盈亏，故王充云：月毁于天，螺消于渊。《说卦》云：离为螺，为蚌，为龟，为鳖，为蟹。皆以其外刚而内柔也。

肉

【气味】甘，大寒，无毒。

【主治】目热赤痛，止渴。（《别录》）

煮汁，疗热醒酒。用真珠、黄连末内入，良久，取汁注目中，止目痛。（弘景）

煮食，利大小便，去腹中结热，目下黄，脚气冲上，小腹急硬，小便赤涩，手足浮肿。生浸取汁饮之，止消渴。捣肉，敷热疮。（藏器）

利湿热，治黄疸。捣烂贴脐，引热下行，止噤口痢，下水气淋闭。取水，搽痔疮胡臭。烧研，治瘰疬癣疮。（时珍）

附方

消渴饮水（日夜不止，小便数者）。《心镜》：用田螺五升，水一斗，浸一夜，渴即饮之。每日一换水及螺。或煮食饮汁亦妙。《圣惠》：用糯米二升，煮稀粥一斗，冷定。入田中活螺三升在内，待食粥尽，吐沫出，乃收任性饮之，立效。

肝热目赤。《药性论》：用大田螺七枚洗净，新汲水养去泥秽，换水一升浸洗取起。于净器中，着少盐花于甲内，承取自然汁点目。逐个用了，放去之。

反胃呕噎。田螺洗净水养，待吐出泥，澄取晒半干，丸梧子大。每服三十丸，藿香汤下。烂壳研服亦可。（《经验方》）

水气浮肿。用大田螺、大蒜、车前子等分，捣膏摊贴脐上，水从便旋而下。象山县民病此，得是方而愈。（仇远《稗史》）

小便不通（腹胀如鼓）。用田螺一枚，盐半匕，生捣，敷脐下一寸三分，即通。熊彦诚曾得此疾，异人授此方果愈。（《类编》）

噤口痢疾。用大田螺二枚捣烂，入麝香三分作饼，烘热贴脐间。半日，热气下行，即思食矣。甚效。（《丹溪》）

肠风下血（因酒毒者）。大田螺五个，烧至壳白肉

田螺

干，研末，作一服，热酒下。（《百一》）

脚气攻注。用生大田螺捣烂，敷两股上，便觉冷趋至足而安。又可敷丹田，利小便。董守约曾用有效。（《稗史》）

 壳

【气味】甘，平，无毒。

【主治】烧研，主尸疰心腹痛，失精。水渍饮汁，止泻。（《别录》）

烂者烧研水服，止反胃，去卒心痛。（藏器）

烂壳研细末服之，止下血，小儿惊风有痰，疮疡脓水。（时珍）

附方

小儿头疮。田螺壳烧存性，清油调，掺之。（《圣惠》）

贝子

释名 贝齿、白贝、海𧵅。〔时珍曰〕贝字象形。其中二点，象其齿刻；其下二点，象其垂尾。古者货贝而宝龟，用为交易，以二为朋。今独云南用之，呼为海𧵅。

集解 〔颂曰〕贝子，贝类之最小者。亦若蜗状，长寸许。色微白赤，亦有深紫黑者。

贝子

肉

【气味】咸，平，有毒。

【主治】目翳，五癃，利水道，鬼疰蛊毒，腹痛下血。（《本经》）

温疟寒热，解肌，散结热。（《别录》）

烧研，点目去翳。（弘景）

伤寒狂热。（甄权）

下水气浮肿，小儿疳蚀吐乳。（李珣）

治鼻渊出脓血，下痢，男子阴疮，解漏脯、面臛诸毒，射罔毒，药箭毒。（时珍）

附方

目花翳痛。贝子一两，烧研如面，入龙脑少许点之。若有瘀肉，加真珠末等分。（《千金方》）

二便关格（不通闷胀，二三日则杀人）。以贝齿三枚，甘遂二铢，为末，浆水和服，须臾即通也。（《肘后方》）

小便不通。白海𧵅一对，生一个，烧一个，为末，温酒服。（田氏方）

下疳阴疮。白海𧵅三个，煅红研末，搽之。（《简便单方》）

食物中毒。孙真人：贝子一枚，含之自吐。《圣惠》：治漏脯毒，面臛毒，及射罔在诸肉中有毒。并用贝子烧研，水调半钱服。

中射罔毒。方同上。

药箭镞毒。贝齿烧研，水服三钱，日三服。（《千金方》）

车螯

宋《嘉祐》

释名 蜃（音肾）。〔时珍曰〕车螯俗讹为昌娥。蜃与蛟蜃之蜃，同名异物。《周礼》蜃人掌互物，春献蜃蛤，秋献龟鱼。则蜃似为大蛤之通称，亦不专指车螯也。

集解 〔藏器曰〕车螯生海中，是大蛤，即蜃也。能吐气为楼台。春夏依约岛漵，常有此气。

〔颂曰〕南海、北海皆有之，采无时。其肉，食之似蛤蜊，而坚硬不及。近世痈疽多用其壳，北中者不堪用。背紫色者，海人亦名紫贝，非矣。

〔时珍曰〕其壳色紫，璀璨如玉，斑点如花。海人以火炙之则壳开，取肉食之。钟岏云：车螯、蚶、蛎，眉目内缺，犷壳外缄。无香无臭，瓦砾何殊？宜充庖厨，永为口食。罗愿云：雀入淮为蛤，雉入海为蜃，比雀所化为大，故称大蛤也。肉可以食，壳可饰器物，灰可圉塞墙壁，又可为粉饰面，俗呼蛤粉，亦或为珠，其为用多矣。又《临海水土记》云：似车螯而角不正者曰移角。似车螯而壳薄者曰姑劳。似车螯而小者曰羊蹄，出罗江。昔人皆谓雉化者，乃蛟蜃之蜃，而陈氏、罗氏以为蛤蜃之蜃，似误。

车螯

【主治】疮疖肿毒。烧赤，醋淬二度为末，同甘草等分酒服。并以醋调敷之。（《日华》）

消积块，解酒毒，治痈疽发背焮痛。（时珍）

【发明】〔时珍曰〕车螯味咸，气寒而降，阴中之阴也。入血分，故宋人用治痈疽，取恶物下，云有奇功。亦须审其气血虚实老少如何可也。今外科罕知用者。

 肉

【气味】甘、咸，冷，无毒。

【主治】解酒毒消渴，并痈肿。（藏器）

 壳

【气味】同肉。

附方

车螯转毒散。治发背痈疽，不问浅深大小，利去病根，则免传变。用车螯（即昌娥，紫背光厚者，以盐泥固济，煅赤出火毒）一两，生甘草（末）一钱半，轻粉五分，为末，每服四钱，用瓜蒌一个，酒一碗，煎一盏，调服。五更转下恶物为度，未下再服。甚者不过二服。（《外科精要》）

六味车螯散。治症同上。用车螯四个，黄泥固济，煅赤出毒，研末。灯心三十茎，瓜蒌一个（取仁炒香），甘草节（炒）二钱，通作一服。将三味入酒二碗，煎半碗，去滓，入蜂蜜一匙，调车螯末二钱，腻粉少许，空心温服。下恶涎毒为度。（《本事》）

禽部

本草纲目

李时珍曰：二足而羽曰禽。师旷《禽经》云：羽虫三百六十，毛协四时，色合五方。山禽岩栖，原鸟地处。林鸟朝嘲，水鸟夜嗷。山禽味短而尾修，水禽味长而尾促。其交也，或以尾脴，或以睛眄，或以声音，或合异类（雉、孔与蛇交之类）。其生也，或以翼孚卵，或以同气变（鹰化鸠之类），或以异类化（田鼠化驾之类），或变入无情（雀入水为蛤之类）。噫！物理万殊若此，学者其可不致知乎？五鸠九扈，少皞取以名官；雄雉鸥鸦，诗人得之观感。不妖夭，不覆巢，不殈卵，而庖人供六禽，翟氏攻猛鸟，䂮蔟覆天鸟之巢。圣人之于物也，用舍仁杀之意，夫岂徒然哉？《记》曰：天产作阳。羽类则阳中之阳，大抵多养阳。

鹅

《别录》上品

释名 家雁、舒雁。〔时珍曰〕鹅鸣自呼。江东谓之舒雁，似雁而舒迟也。

集解〔时珍曰〕江淮以南多畜之。有苍、白二色，及大而垂胡者。并绿眼黄喙红掌，善斗，其夜鸣应更。师旷《禽经》云"脚近臎者能步"，鹅、鹜是也。又云"鹅伏卵则逆月"，谓向月取气助卵也。性能啖蛇及蚓，制射工，故养之能辟虫虺，或言鹅性不食生虫者，不然。

鹅

白鹅膏

【气味】甘，微寒，无毒。

【主治】灌耳，治卒聋。（《别录》）

涂面急，令人悦白。唇沴，手足皴裂，消痈肿，解砒石毒。（时珍）

肉

【气味】甘，平，无毒。

【主治】利五脏。（《别录》）

解五脏热，服丹石人宜之。（孟诜）

煮汁，止消渴。（藏器）

【发明】〔藏器曰〕苍鹅食虫，主射工毒为良；白鹅不食虫，止渴为胜。

臎

一名尾罂，尾肉也。

【主治】涂手足皴裂。纳耳中，治聋及聤耳。（《日华》）

血

【气味】咸，平，微毒。

【主治】中射工毒者，饮之，并涂其身。（陶弘景）

胆

【气味】苦，寒，无毒。

【主治】解热毒及痔疮初起，频涂抹之，自消。（时珍）

附方

痔疮有核。白鹅胆二三枚，取汁，入熊胆二分，片脑半分，研匀，瓷器密封，勿令泄气，用则手指涂之，立效。（刘氏《保寿堂方》）

卵

【气味】甘，温，无毒。

【主治】补中益气。多食发痼疾。（孟诜）

附方

噎食病。白鹅尾毛烧灰，米汤每服一钱。

毛

【主治】射工水毒。（《别录》）

小儿惊痫。又烧灰酒服，治噎疾。（苏恭）

【发明】〔时珍曰〕《禽经》云：鹅飞则蜮沉。蜮即射工也。又《岭南异物志》云：邕州蛮人选鹅腹毳毛为衣、被絮，柔暖而性冷。婴儿尤宜之，能辟惊痫。柳子厚诗云："鹅毛御腊缝山罽"，即此。盖毛与肉性不同也。

掌上黄皮

【主治】烧研，搽脚趾缝湿烂。焙研，油调，涂冻疮良。（时珍）

雁

《本经》上品

■ 释名 鸿。〔时珍曰〕按《禽经》云：鴚以水言，自北而南；鴚以山言，自北而南。张华注云：鴚鹅（并音雁）。冬则适南，集于水干，故字从干；春则向北，集于岸，故字从斥。小者曰雁，大者曰鸿。鸿，大也。多集江渚，故从江。梵书谓之僧娑。

■ 集解 〔《别录》曰〕雁生江南池泽，取无时。

〔恭曰〕雁为阳鸟，与燕往来相反，冬南翔，夏北徂，孳育于北也。岂因北人不食之乎。

〔时珍曰〕雁状似鹅，亦有苍、白二色。今人以白而小者为雁，大者为鸿，苍者为野鹅，亦曰鹅，《尔雅》谓之鹖鹅也。雁有四德：寒则自北而南，止于衡阳，热则自南而北，归于雁门，其信也；飞则有序而前鸣后和，其礼也；失偶不再配，其节也；夜则群宿而一奴巡警，昼则衔芦以避缯缴，其智也。而捕者叅之为媒，以诱其类，是则一愚矣。南来时瘠瘦不可食，北向时乃肥，故宜取之。又汉、唐书，并载有五色雁云。

雁肪

【气味】甘，平，无毒。

【主治】风挛拘急偏枯，血气不通利。久服，益气不饥，轻身耐老。（《本经》）

治耳聋，和豆黄作丸，补劳瘦，肥白人。（《日华》）

> **附方**
>
> 生发。雁肪日日涂之。（《千金方》）

肉

【气味】甘，平，无毒。

【主治】风麻痹。久食动气，壮筋骨。（《日华》）

利脏腑，解丹石毒。（时珍）

【发明】〔弘景曰〕雁肪人不多食，其肉亦应好。

〔宗奭曰〕人不食雁，谓其知阴阳之升降，少长之行序也。道家谓之天厌，亦一说耳。食之则治诸风。

骨

【主治】烧灰和米泔沐头，长发。（孟诜）

毛

【主治】喉下白毛，疗小儿痫有效。（苏恭）

自落翎毛，小儿佩之，辟惊痫。（《日华》）

【发明】〔时珍曰〕案《酉阳杂俎》云：临邑人，春夏罗取鸿雁毛以御暑。又《淮南·万毕术》云：鸿毛作囊，可以渡江。此亦中流一壶之意，水行者不可不知。

雁

雉

释名 野鸡。〔时珍曰〕黄氏《韵会》云：雉，理也。雉有文理也。故《尚书》谓之华虫，《曲礼》谓之疏趾。雉类甚多，亦各以形色为辨耳。

集解〔时珍曰〕雉，南北皆有之。形大如鸡，而斑色绣翼。雄者文采而尾长，雌者文暗而尾短。

肉

【气味】酸，微寒，无毒。

【主治】补中，益气力，止泄痢，除蚁瘘。（《别录》）

【发明】〔时珍曰〕雉肉，诸家言其发痔，下痢人不可食，而《别录》用治痢、瘘何邪？盖雉在上应胃土，故能补中；而又食虫蚁，故能治蚁瘘，取其制伏耳。若久食及食非其时，则生虫有毒，故不宜也。

附方

脾虚下痢（日夜不止）。野鸡一只，如食法，入橘皮、葱、椒、五味，和作馄饨煮，空心食之。（《食医心镜》）

消渴饮水（小便数）。用野鸡一只，五味煮取（三升已来）汁饮之。肉亦可食，甚效。（《食医心镜》）

心腹胀满。野鸡一只（不拘雄雌），茴香（炒）、马芹子（炒）、川椒（炒）、陈皮、生姜等分，用醋以一夜蒸饼和雉肉作馅料，外以面皮包作馄饨，煮熟食，仍早服嘉禾散，辰服此，午服导气枳壳丸。（朱氏《集验方》）

脑

【主治】涂冻疮。（时珍）

嘴

【主治】蚁瘘。（孙思邈）

雉

尾

【主治】烧灰和麻油，敷天火丹毒。（时珍）

屎

【主治】久疟。（时珍）

附方

久疟不止。雄野鸡屎、熊胆、五灵脂、恒山等分，为末，醋糊丸黑豆大。正发时，冷水下一丸。（《圣惠》）

鸡

《本经》上品

释名 烛夜。〔时珍曰〕按徐铉云：鸡者稽也，能稽时也。

集解〔时珍曰〕鸡类甚多，五方所产，大小形色往往亦异。鸡在卦属巽，在星应昴，无外肾而亏小肠。

宜之；而乌骨者，又得水木之精气，故虚热者宜之，各从其类也。

丹 雄 鸡 肉

【气味】甘，微温，无毒。

【主治】女人崩中漏下赤白沃。补虚温中止血。（《本经》）

能愈久伤乏疮不瘥者。（《别录》）

补肺。（孙思邈）

【发明】〔宗奭曰〕即赤鸡也。

〔时珍曰〕鸡虽属木，分而配之，则丹雄鸡得离火阳明之象，白雄鸡得庚金太白之象，故辟邪恶者宜之；乌雄鸡属木，乌雌鸡属水，故胎产宜之；黄雌鸡属土，故脾胃

白 雄 鸡 肉

【气味】酸，微温，无毒。

【主治】下气，疗狂邪，安五脏，伤中消渴。（《别录》）

调中除邪，利小便，去丹毒风。（《日华》）

附方

癫邪狂妄（自贤自圣，行走不休）。白雄鸡一只煮，以五味和作羹粥食。（《心镜》）

水气浮肿。小豆一升，白雄鸡一只，治如食法，以水三斗煮

熟食之，饮汁令尽。(《肘后方》)

乌雄鸡肉

【气味】甘，微温，无毒。

【主治】补中止痛。(《别录》)

止肚痛，心腹恶气，除风湿麻痹，补虚羸，安胎，治折伤并痈疽。生捣，涂竹木刺入肉。(《日华》)

附方

补益虚弱。虚弱人用乌雄鸡一只治净，五味煮极烂，空腹饱食之。食生即反损人。或五味淹炙食，亦良。(孟诜)

脚气烦懑。用乌雄鸡一只，治如食法，入米作羹食。(《养老书》)

黑雌鸡肉

【气味】甘、酸，温、平，无毒。

【主治】作羹食，治风寒湿痹，五缓六急，安胎。(《别录》)

安心定志，除邪辟恶气，治血邪，破心中宿血，治痈疽，排脓补新血，及产后虚羸，益色助气。(《日华》)

治反胃及腹痛，踒折骨痛，乳

痛。又新产妇以一只治净，和五味炒香，投二升酒中，封一宿取饮，令人肥白。又和乌油麻二升熬香末之，入酒中极效。(孟诜)

附方

中风(舌强不语，目睛不转，烦热)。乌雌鸡一只治净，以酒五升，煮取二升去滓，分作三次，连服之。食葱姜粥，暖卧，取小汗。(《饮膳正要》)

死胎不下。乌鸡一只去毛，以水三升，煮二升去鸡。用帛蘸汁摩脐下，自出。(《妇人良方》)

虚损积劳。用乌雌鸡一头，治如食法，以生地黄一斤(切)，饴糖一升，纳腹内缚定，铜器贮，于瓶中蒸五升米熟，取出，食肉饮汁，勿用盐。一月一作，神效。(姚僧垣方)

黄雌鸡肉

【气味】甘、酸、咸，平，无毒。

【主治】伤中消渴，小便数而不禁，肠澼泄痢，补益五脏，续绝伤，疗五劳，益气力。(《别录》)

治劳劣，添髓补精，助阳

鸡

气，暖小肠，止泄精，补水气。（《日华》）

　补丈夫阳气，治冷气瘦着床者，渐渐食之，良。以光粉、诸石末和饭饲鸡，煮食甚补益。（孟诜）

　治产后虚羸，煮汁煎药服，佳。（时珍）

【气味】甘，平，无毒。

【主治】补虚劳羸弱，治消渴，中恶鬼击心腹痛，益产妇，治女人崩中带下，一切虚损诸病，大人小

附方

　脾虚滑痢。用黄雌鸡一只炙，以盐、醋涂，煮熟干燥，空心食之。（《心镜》）

儿下痢禁口，并煮食饮汁，亦可捣和丸药。（时珍）

　【发明】〔时珍曰〕乌骨鸡，有白毛乌骨者，黑毛乌骨者，斑毛乌骨者，有骨肉俱乌者，肉白骨乌者；但观鸡舌黑者，则肉骨俱乌，入药更良。

【气味】甘，平，无毒。

【主治】除热火灼烂疮、痫痓，可作虎魄神物。（《本经》）

镇心，安五脏，止惊安胎，治妊娠天行热疾狂走，男子阴囊湿痒，及开喉声失音。醋煮食之，治赤白久痢，及产后虚痢。光粉同炒干，止疳痢，及妇人阴疮。和豆淋酒服，治贼风麻痹，醋浸令坏，敷疿黯。作酒，止产后血运，暖水脏，缩小便，止耳鸣。和蜡炒，治耳鸣、聋，及疳痢。（《日华》）

益气。以浊水煮一枚，连水服之，主产后痢。和蜡煎，止小儿痢。（藏器）

小儿发热，以白蜜一合，和三颗搅服，立瘥。（孟诜）

【发明】〔时珍曰〕卵白象天，其气清，其性微寒；卵黄象地，其气浑，其性温；卵则兼黄白而用之，其性平。精不足者补之以气，故卵白能清气，治伏热、目赤、咽痛诸疾；形不足者补之以味，故卵黄能补血，治下痢、胎产诸疾；卵则兼理气血，故治上列诸疾也。

雀卵面疱。鸡卵醋浸令坏，

赤白带下。白果、莲肉、江米各五钱，胡椒一钱，为末。乌骨鸡一只，如常治净，装末入腹煮熟，空心食之。

遗精白浊（下元虚惫者）。用前方食之良。

脾虚滑泄。乌骨母鸡一只治净，用豆蔻一两，草果二枚，烧存性，掺入鸡腹内，扎定煮熟，空心食之。

鸡 冠 血

三年雄鸡者良。

【气味】咸，平，无毒。

【主治】乌鸡者，主乳难。（《别录》）

治目泪不止，日点三次，良。（孟诜）

亦点暴赤目。（时珍）

对口毒疮。热鸡血频涂之，取散。（《皆效方》）

燥癣作痒。雄鸡冠血，频频涂之。（《范汪方》）

鸡 子

即鸡卵也。黄雌者为上，乌雌

取出敷之。(《普济》)

产后血多（不止）。乌鸡子三枚，醋半升，酒二升，和搅，煮取二升，分四服。(《拾遗》)

妇人白带。用酒及艾叶煮鸡卵，日日食之。(《袖珍方》)

头风白屑。新下乌鸡子三枚，沸汤五升搅，作三度沐之，甚良。(《集验》)

卵 白

【气味】甘，微寒，无毒。

【主治】目热赤痛，除心下伏热，止烦满咳逆，小儿下泄，妇人产难，胞衣不出，并生吞之。醋浸一宿，疗黄疸，破大烦热。(《别录》)

产后血闭不下，取白一枚，入醋一半搅服。(藏器)

和赤小豆末，涂一切热毒、丹肿、腮痛神效。冬月以新生者酒渍之，密封七日取出，每夜涂面，去䵟黯皶疱，令人悦色。(时珍)

附方

汤火烧灼。鸡子清和酒调洗，勤洗即易生肌。忌发物。或生敷之亦可。(《经验秘方》)

面黑令白。鸡子三枚，酒浸，密封四七日。每夜以白敷面，如雪白也。(《普济》)

卵 黄

【气味】甘，温，无毒。

【主治】醋煮，治产后虚及痢，小儿发热。煎食，除烦热。炼过，治呕逆。和常山末为丸。竹叶汤服，治久疟。(《药性》)

炒取油，和粉，敷头疮。(《日华》)

卒干呕者，生吞数枚，良。小便不通者，亦生吞之，数次效。补阴血，解热毒，治下痢，甚验。(时珍)

附方

小肠疝气。鸡子黄搅，温水服之。三服效。

消灭瘢痕。鸡子五七枚煮熟，取黄炒黑，拭涂，日三。久久自灭。(《圣惠方》)

耳疳出汁。鸡子黄炒油涂之，甚妙。(谈野翁方)

鸡子

鸽

宋《嘉祐》

【释名】 鹁鸽、飞奴。〔时珍曰〕鸽性淫而易合，故名。

【集解】〔时珍曰〕处处人家畜之，亦有野鸽。名品虽多，大要毛羽不过青、白、皂、绿、鹊斑数色。眼目有大小，黄、赤、绿色而已。亦与鸠为匹偶。

白鸽肉

【气味】 咸，平，无毒。

【主治】 调精益气，治恶疮疥癣，风瘙白癜，疬疡风，炒熟酒服。虽益人，食多恐减药力。（孟诜）

附方

消渴饮水（不知足）。用白花鸽一只，切作小片，以土苏煎，含咽。（《心镜》）

血

【主治】 解诸药、百蛊毒。（时珍）

卵

【主治】 解疮毒、痘毒。

附方

预解痘毒。小儿食之，永不出痘，或出亦稀。用白鸽卵一对，入竹筒封，置厕中，半月取出，以卵白和辰砂三钱，丸绿豆大。每服三十丸，三豆饮下，毒从大小便出也。（《潜江方》）

鸽

伏翼

释名 蝙蝠（音编福）、天鼠、仙鼠、飞鼠、夜燕。〔时珍曰〕伏翼，《尔雅》作服翼，齐人呼为仙鼠，《仙经》列为肉芝。

集解〔时珍曰〕伏翼形似鼠，灰黑色。有薄肉翅，连合四足及尾如一。夏出冬蛰，日伏夜飞，食蚊蚋。自能生育，或云鼺鼠化蝠，鼠亦化蝠，蝠又化魁蛤，恐不尽然。生乳穴者甚大。或云燕避戊己，蝠伏庚申，此理之不可晓者也。若夫白色者，自有此种尔。《仙经》以为千百岁，服之令人不死者，乃方士诳言也。陶氏、苏氏从而信之，迂矣。

【主治】目瞑痒痛，明目，夜视有精光。久服令人喜乐媚好无忧。（《本经》）

疗五淋，利水道。（《别录》）

主女人生子余疾，带下病，无子。（苏恭）

治久咳上气，久疟瘰疬，金疮内漏，小儿魃病惊风。（时珍）

【发明】〔时珍曰〕蝙蝠性能泻人，故陈子真等服之皆致死。观后治金疮方，皆致下利，其毒可知。《本经》谓其无毒，久服喜乐无忧，《日华》云久服解愁者，皆误后世之言。适足以增忧益愁而已。治病可也，服食不可也。

附方

仙乳丸。治上焦热，昼常好瞑。用伏翼（五两重）一枚（连肠胃炙燥），云实（微炒）五两，威灵仙三两，牵牛（炒）、苋实各二两，丹砂、雌黄、铅丹各一两，腻粉半两，为末，蜜丸绿豆大。每服七丸，木通汤下，以知为度。（《普济》）

久咳上气（十年、二十年，诸药不效）。用蝙蝠除翅、足，烧焦研末。米饮服之。（《百一方》）

久疟不止。《范汪方》：用蝙蝠七个，去头、翅、足，捣千下，丸梧子大。每服一丸，清汤下。鸡鸣时一丸，禺中一丸。伏翼丸：蝙蝠一枚（炙），蛇蜕皮一条（烧），蜘蛛一枚（去足炙），鳖甲一枚（醋炙），麝香半钱，为末。五月五日午时研匀，入炼蜜和，丸麻子大。每温酒下

伏翼

五丸。(《圣惠方》)

　　小儿惊痫。用入蛰蝙蝠一个，入成块朱砂三钱在腹内，以新瓦合，煅存性，候冷为末。空心分四服（儿小分五服），白汤下。(《医学集成》)

脑

【主治】涂面，去女子面疱。服之，令人不忘。(苏恭)

血及胆

【主治】滴目，令人不睡，夜中见物。(藏器)

寒 号 虫

宋《开宝》

释名 鹖鴠、独春，屎名五灵脂。〔时珍曰〕杨氏《丹铅录》，谓寒号虫即鹖鴠，今从之。《诗》作盍旦，《礼》作曷旦，《说文》作鹖鴠，《广志》作侃旦，《唐诗》作渴旦，皆随义借名耳。其屎名五灵脂者，谓状如凝脂而受五行之灵气也。

集解 〔时珍曰〕曷旦乃候时之鸟也，五台诸山甚多。其状如小鸡，四足有肉翅。

肉

【气味】甘，温，无毒。

【主治】食之，补益人。（汪颖）

五灵脂

【气味】甘，温，无毒。

【主治】心腹冷气，小儿五疳，辟疫，治肠风，通利气脉，女子血闭。（《开宝》）

疗伤冷积聚。（苏颂）

凡血崩过多者，半炒半生，酒服，能行血止血。治血气刺痛甚效。（震亨）

止妇人经水过多，赤带不绝，胎前产后血气诸痛，男女一切心腹、胁肋、少腹诸痛，疝痛，血痢肠风腹痛，身体血痹刺痛，肝疟发寒热，反胃消渴，及痰涎挟血成窠，血贯瞳子，血凝齿痛，重舌，小儿惊风，五痫癫疾，杀虫，解药毒，及蛇、蝎、蜈蚣伤。（时珍）

附方

手足冷麻。寇曰：风冷，气血闭，手足身体疼痛冷麻，五灵脂二两，没药一两，乳香半两，川乌头一两半（炮去皮），为末，滴水丸如弹子大。每用一丸，生姜温酒磨服。（《本草衍义》）

骨折肿痛。五灵脂、白及各一两，乳香，没药各三钱，为末，熟水同香油调，涂患处。（《乾坤秘韫》）

兽部

本草纲目

李时珍曰：兽者，四足而毛之总称，地产也。豢养者谓之畜，《素问》曰「五畜为益」是矣。周制，庖人供六畜（马、牛、鸡、羊、犬、豕）六兽（麋、鹿、狼、麕、兔、野豕也），辨其死生鲜薧之物，兽人辨其名物。凡祭祀宾客，供其死兽生兽。皮毛筋骨，入于玉府。冥氏攻猛兽，穴氏攻蛰兽。呜呼！圣人之于养生事死、辨物用物之道，可谓慎且备矣。后世如黄羊黄鼠，今为御供；犏尾貂皮，盛为时用。山獭之异，狗宝之功，皆服食所须，而典籍失载。羱羊之问，宣父独知，鼹鼠之对，终军能究。地生之羊，彭侯之肉，非博雅君子，孰能别之？况物之性理万殊，人之用舍宜慎，盖不但多识其名而已也。于是集诸兽之可供膳食、药物、服器者为兽类。

豕

《本经》下品

释名 猪、豚、豭（音加）、彘（音滞）、豬（音坟）。〔时珍曰〕按许氏《说文》云：豕字象毛足而后有尾形。《林氏小说》云：豕食不洁，故谓之豕。

集解 〔颂曰〕凡猪骨细，少筋多膏，大者有重百余斤。食物至寡，故人畜养之，甚易生息。

〔时珍曰〕猪天下畜之，而各有不同。生青兖徐淮者耳大，生燕冀者皮厚，生梁雍者足短，生辽东者头白，生豫州者味短，生江南者耳小，谓之江猪，生岭南者白而极肥。猪孕四月而生，在畜属水，在卦属坎，在禽应室星。

豭 猪 肉

【气味】酸，冷，无毒。凡猪肉：苦，微寒，有小毒。江猪肉：酸，平，有小毒。豚肉：辛，平，有小毒。

【主治】疗狂病久不愈。（《别录》）

压丹石，解热毒，宜肥热人食之。（《拾遗》）

补肾气虚竭。（《千金》）

【发明】〔时珍曰〕按钱乙治小儿疳病麝香丸，以猪胆和丸，猪肝汤服。疳渴者，以猪肉汤或豮猪汤服。其意盖以猪属水而气寒，能去火热耶？

〔弘景曰〕猪为用最多，唯肉不宜多食，令人暴肥，盖虚肌所致也。

豕

〔震亨曰〕猪肉补气，世俗以为补阴误矣，唯补阳尔。今之虚损者，不在阳而在阴。以肉补阴，是以火济水。盖肉性入胃便作湿热，热生痰，痰生则气不降而诸证作矣。谚云：猪不姜，食之发大风，中年气血衰，面发黑𪒟也。

上卷 图文全解《本草纲目》

附方

浮肿胀满（不食、心闷）。用猪脊肉一双，切作生，以蒜、薤食之。（《心镜》）

身肿攻心。用生猪肉以浆水洗，压干切脍，蒜、薤啖之，一日二次，下气去风，乃外国方也。（张文仲方）

破伤风肿。新杀猪肉，乘热割片，贴患处。连换三片，其肿立消。（《简便》）

解丹石毒（发热困笃）。用肥猪肉五斤，葱、薤各半斤，煮食或作臛食。必腹鸣毒下，以水淘之得石，沙石尽则愈。（《千金方》）

打伤青肿。炙猪肉搨之。（《千金》）

小儿痘疮。猪肉煮汁洗之。（谭氏方）

男女阴蚀。肥猪肉煮汁洗，不过三十斤瘥。（《千金方》）

脂膏

【气味】甘，微寒，无毒。

【主治】煎膏药，解斑蝥、芫青毒。（《别录》）

解地胆、亭长、野葛、硫黄毒，诸肝毒，利肠胃，通小便，除五疸水肿，生毛发。（时珍）

破冷结，散宿血。（孙思邈）

利血脉，散风热，润肺。入膏药，主诸疮。（苏颂）

杀虫，治皮肤风，涂恶疮。（《日华》）

治痈疽。（苏恭）

悦皮肤。作手膏，不皲裂。（陶弘景）

胎产衣不下，以酒多服，佳。（徐之才）

附方

伤寒时气。猪膏如弹丸，温水化服，日三次。（《肘后方》）

五种疸疾。黄疸、谷疸、酒疸、黑疸、女劳疸。黄汗如黄柏汁，用猪脂一斤，温热服，日三，当利乃愈。（《肘后方》）

赤白带下。炼猪脂三合，酒五合，煎沸顿服。（《千金方》）

小便不通。猪脂一斤，水二升，煎三沸，饮之立通。（《千

金方》）

关格闭塞。猪脂、姜汁各二升，微火煎至二升，下酒五合，和煎分服。（《千金》）

痘疮便秘（四五日）。用肥猪膘一块，水煮熟，切如豆大，与食。自然藏府滋润，痂疕易落，无损于儿。（陈文中方）

卒中五尸。仲景用猪脂一鸡子，苦酒一升，煮沸灌之。（《肘后方》）

中诸肝毒。猪膏顿服一升。（《千金方》）

上气咳嗽。猪肪四两，煮百沸以来，切，和酱、醋食之。（《心镜》）

产后虚汗。猪膏、姜汁、白蜜各一升，酒五合，煎五上五下。每服方寸匕。（《千金翼》）

发落不生。以酢泔洗净，布揩令热。以腊猪脂，入细研铁上生衣，煮三沸，涂之。遍生。（《千金翼》）

冬月唇裂。炼过猪脂，日日涂之。（《十便良方》）

手足皲破。猪脂着热酒中洗之。（《千金方》）

口疮塞咽。用猪膏、白蜜各一斤，黄连末一两，合煎取汁熬稠，每服枣许，日五服。（《千金》）

杂物入目。猪脂煮取水面如油者，仰卧去枕点鼻中，不过数度，与物俱出。（《圣惠方》）

脑

【气味】甘，寒，有毒。

【主治】风眩脑鸣，冻疮。（《别录》）

主痈肿，涂纸上贴之，干则易，治手足皲裂出血，以酒化洗，并涂之。（时珍）

附方

喉痹已破（疮口痛者）。猪脑髓蒸熟，入姜、醋吃之，即愈。（《普济方》）

髓

【气味】甘，寒，无毒。

【主治】扑损恶疮。（颂）

涂小儿解颅、头疮，及脐肿、眉疮、痂疥。服之，补骨髓，益虚劳。（时珍）

【发明】〔时珍曰〕按丹溪治虚损补阴丸，多用猪脊髓和丸。取其通肾命，以骨入骨，以髓补髓也。

猪肉

或言是血嘈，多以猪血炒食而愈，盖以血导血归原之意尔。此固一说，然亦有蛔虫作嘈杂者，虫得血腥则饱而伏也。

附方

骨蒸劳伤。猪脊髓一条，猪胆汁一枚，童便一盏，柴胡、前胡、胡黄连、乌梅各一钱，韭白七根，同煎七分，温服。不过三服，其效如神。（《瑞竹堂方》）

小儿脐肿。猪颊车髓十二铢，杏仁半两，研敷。（《千金》）

血

【气味】咸，平，无毒。

【主治】生血：疗贲豚暴气，及海外瘴气。（《日华》）

中风绝伤，头风眩晕，及淋沥。（苏恭）

卒下血不止，清酒和炒食之。（思邈）

清油炒食，治嘈杂有虫。（时珍）

压丹石，解诸毒。（吴瑞）

【发明】〔时珍曰〕按陈自明云：妇人嘈杂，皆血液泪汗变而为痰，

附方

交接阴毒（腹痛欲死）。豭猪血乘热和酒饮之。（《肘后方》）

中满腹胀（旦食不能暮食）。用不着盐水猪血，漉去水，晒干为末，酒服取泄，甚效。（李楼《奇方》）

心

【气味】甘、咸，平，无毒。

【主治】惊邪忧恚。（《别录》）

虚悸气逆，妇人产后中风，血气惊恐。（思邈）

补血不足，虚劣。（苏颂）

五脏：主小儿惊痫，出汗。（苏恭）

【发明】〔刘完素曰〕猪，水畜也，故心可以镇恍惚。

附方

心虚自汗（不睡者）。用豭猪心一个，带血破开，入人参、当归各二两，煮熟去药食之。不过数服，即愈。（《证治要诀》）

猪心

心虚嗽血。沉香末一钱，半夏七枚，入猪心中，以小便湿纸包煨熟，去半夏食之。(《证治要诀》)

产后风邪(心虚惊悸)。用猪心一枚，五味，豉汁煮食之。(《心镜》)

肝

【气味】苦，温，无毒。

【主治】小儿惊痫。(苏恭)

切作生，以姜、醋食，主脚气，当微泄。若先利，即勿服。(藏器)

治冷劳脏虚，冷泄久滑赤白，乳妇赤白带下，以一叶薄批，揾着诃子末炙之，再揾再炙，尽末半两，空腹细嚼，陈米饮送下(苏颂)

补肝明目，疗肝虚浮肿。(时珍)

【发明】〔时珍曰〕肝主藏血，故诸血病用为向导入肝。《千金翼》治痢疾有猪肝丸，治脱肛有猪肝散，诸眼目方多有猪肝散，皆此意也。

附方

休息痢疾。癞猪肝一具(切片)，杏仁(炒)一两，于净锅内，一重肝，一重杏仁，入童子小便二升，文火煎干。取食，日一次。(《千金》)

乳肿胀满(不下食、心闷)。猪肝一具洗切，着葱、豉、姜、椒炙食之。或单煮羹亦可。(《心镜》)

目难远视(肝虚也)。猪肝一具，细切去皮膜，葱白一握，用豉汁生羹，待熟下鸡子三个，食之。(《普济方》)

肝热目赤(磣痛)。用猪肝一具薄切，水洗净，以五味食之。(《食医心镜》)

女人阴痒。炙猪肝纳入，当有虫出。(《肘后方》)

打击青肿。炙猪肝贴之。(《千金》)

急劳瘦悴（日晚即寒热，惊悸烦渴）。用獖猪肝一具（切丝），生甘草末十五两，于铛中布肝一重，掺甘草末一重，以尽为度，取童便五升，文武火煮干，捣烂，众手丸梧子大。每空心米饮下二十丸，渐加至三十丸。（《圣济总录》）

 肾

俗名腰子。

【气味】咸，冷，无毒。

【主治】理肾气，通膀胱。（《别录》）

补膀胱水脏，暖腰膝，治耳聋。（《日华》）

补虚壮气，消积滞。（苏颂）

除冷利。（孙思邈）

止消渴，治产劳虚汗，下痢崩中。（时珍）

【发明】〔时珍曰〕猪肾，《别录》谓其理肾气，通膀胱。《日华》亦曰补水脏膀胱，暖腰膝。而又曰虽补肾，久食令人少子。孟诜亦曰：久食令人肾虚。两相矛盾如此，何哉？盖猪肾性寒，不能补命门精气。方药所用，借其引导而已。《别录》理字、通字，最为有理；《日华》暖腰膝、补膀胱水脏之说为非矣。肾

有虚热者，宜食之；若肾气虚寒者，非所宜矣。今人不达此意，往往食猪肾为补，不可不审。又《千金》治消渴有猪肾荠苊汤，补肾虚劳损诸病有肾沥汤，方甚多，皆用猪、羊肾煮汤煎药，俱是引导之意。

附方

肾虚遗精（多汗，夜梦鬼交）。用猪肾一枚，切开去膜，入附子末一钱，湿纸裹煨熟，空心食之，饮酒一杯。不过三五服，效。（《经验方》）

肾虚阴痿（羸瘦，精衰少力）。用獖猪肾一对（去脂膜，切片），枸杞叶半斤，以豉汁二盏半相合，同椒、盐、葱煮羹，空腹食之。（《经验方》）

肾虚腰痛。用猪腰子一枚（切片），以椒、盐淹去腥水，入杜仲末三钱在内，荷叶包煨食之，酒下。（《本草权度》）

闪肭腰痛。用獖猪肾一枚（批片），盐、椒淹过，入甘遂末三钱，荷叶包煨熟食，酒送下。（《儒门事亲》）

老人耳聋。猪肾一对（去膜，切），以粳米二合，葱白二根，薤白七根，人参二分，防风

一分，为末，同煮粥食。（《奉亲养老方》）

老人脚气（呕逆者）。用猪肾一对，以醋、蒜、五味治食之，日作一服。或以葱白、粳米同煮粥食亦可。（《奉亲养老方》）

卒然肿满。用猪肾（批开），入甘遂末一钱，纸裹煨熟食。以小便利为效，否则再服。（《肘后方》）

肘伤冷痛。猪肾一对，桂心二两，水八升，煮三升，分三服。（《肘后方》）

卒得咳嗽。猪肾二枚，干姜三两，水七升，煮二升，稍服取汗。（《肘后方》）

久嗽不瘥。猪肾二枚（去脂膜），入椒四七粒（开口者），水煮啖之。（张文仲方）

心气虚损。猪腰子一枚，水二碗，煮至一碗半，切碎，入人参、当归各半两，煮至八分。吃腰子，以汁送下。未尽者，同滓作丸服。（《百一选方》）

酒积面黄（腹胀不消）。猪腰子一个，批开七刀，葛根粉一钱，掺上合定，每边炙三遍半，手扯作六块，空心吃之，米汤送下。（《普济方》）

久泄不止。猪肾一个（批开），掺骨碎补末，煨熟食之，神效。（《频湖集简方》）

赤白下痢（腰痛）。用猪肾二枚（研烂），入陈皮、椒、酱，作馄饨，空心食之。（《食医心镜》）

产后蓐劳（寒热）。用猪肾一对，切细片，以盐、酒拌之。先用粳米一合，葱、椒煮粥，盐、醋调和。将腰子铺于盆底，以热粥倾于上盖之，如作盦生粥食之。（《济生》）

肚

【气味】甘，微温，无毒。

【主治】补中益气止渴，断暴痢虚弱。（《别录》）

补虚损，杀劳虫。酿黄糯米蒸捣为丸，治劳气，并小儿疳蛔黄瘦病。（《日华》）

主骨蒸热劳，血脉不行，补羸助气，四季宜食。（苏颂）

消积聚癥瘕，治恶疮。（吴普）

【发明】〔时珍曰〕猪水畜而胃属土，故方药用之补虚，以胃治胃也。

附方

补益虚羸。用猪肚一具，入人参五两，蜀椒一两，干姜一两半，葱白七个，粳米半升在内，密缝，煮熟食。(《千金翼》)

水泻不止。用獖猪肚一枚，入蒜煮烂捣膏，丸梧子大。每盐汤或米饮服三十丸。丁必卿云：予每日五更必水泻一次，百药不效。用此方，入平胃散末三两，丸服，遂安。(《普济》)

仲景猪肚黄连丸：治消渴。用雄猪肚一枚，入黄连末五两，瓜蒌根、白粱米各四两，知母三两，麦门冬二两，缝定蒸熟，捣丸如梧子大。每服三十丸，米饮下。

老人脚气。猪肚一枚，洗净切作生，以水洗，布绞干，和蒜、椒、酱、醋五味，常食。亦治热劳。(《养老方》)

温养胎气（胎至九月消息）。用猪肚一枚，如常着葱、五味，煮食至尽。(《千金髓》)

赤白癜风。白煮猪肚一枚，食之顿尽。忌房事。(《外台》)

疥疮痒痛。猪肚一枚，同皂荚煮熟，去荚食之。(《救急》)

猪肚

蹄

【气味】甘、咸，小寒，无毒。

【主治】煮汁服，下乳汁，解百药毒，洗伤挞诸败疮。(《别录》)

滑肌肤，去寒热。(苏颂)

煮羹，通乳脉，托痈疽，压丹石。煮清汁，洗痈疽，渍热毒，消毒气，去恶肉，有效。(时珍)

附方

妇人无乳。《外台》：用母猪蹄一具，水二斗，煮五六升，饮之，或加通草六分。《广济》：用母猪蹄四枚，水二斗，煮一斗，去蹄，入土瓜根、通草、漏卢各三两，再煮六升，去滓，纳葱、豉作粥或羹食之。或身体微热，有少汗出佳。未通再作。

痈疽发背。母猪蹄一双，通草

六分，绵裹煮羹食之。（《梅师》）
老人面药（令面光泽）。用

母猪蹄一具，煮浆如胶。夜以涂面，晓则洗去。（《千金翼》）

狗

《本经》中品

释名 犬、地羊。〔时珍曰〕狗，叩也。吠声有节，如叩物也。或云为物苟且，故谓之狗，韩非云·"蝇营狗苟"是矣。

集解 〔时珍曰〕狗类甚多，其用有三：田犬长喙善猎，吠犬短喙善守，食犬体肥供馔。凡《本草》所用，皆食犬也。

肉

【气味】咸、酸，温，无毒。

【主治】安五脏，补绝伤，轻身益气。（《别录》）

宜肾。（思邈）

补胃气，壮阳道，暖腰膝，益气力。（《日华》）

补五劳七伤，益阳事，补血脉，厚肠胃，实下焦，填精髓，和五味煮，空心食之。凡食犬不可去血，则力少不益人。（孟诜）

【发明】〔弘景曰〕白狗、乌狗入药用。黄狗肉大补虚劳，牡者尤胜。

〔时珍曰〕脾胃属土，喜暖恶寒。犬性温暖，能治脾胃虚寒之疾。脾胃温和，而腰肾受荫矣。若素常气壮多火之人，则宜忌之。丹溪独指阴虚立说，矫枉过正矣。《济生》治真阳虚惫诸虚证，有黄犬肉丸，药多不载。

狗

戊戌酒。大补元气。用黄犬肉一只，煮一伏时，捣如泥，和汁拌炊糯米三斗，入麹如常酿酒。候熟，每旦空心饮之。(《养老方》)

气水鼓胀。狗肉一斤（切），和米煮粥，空腹食之。(《心镜》)

 蹄肉

【气味】酸，平。

【主治】煮汁饮之，能下乳汁。(《别录》)

血

白狗者良。

【气味】咸，温，无毒。

【主治】白狗血：治癫疾发作。乌狗血：治产难横生，血上抢心，和酒服之。(《别录》)

补安五脏。(《日华》)

热饮，治虚劳吐血，又解射罔毒。点眼，治痘疮入目。又治伤寒热病发狂见鬼及鬼击病，辟诸邪魅。(时珍)

【发明】〔时珍曰〕术家以犬为地厌，能禳辟一切邪魅妖术。按《史记》云秦时杀狗磔四门以御灾，《风俗通义》云今人杀白犬血题门以辟不祥，则自古已然矣。又《华佗别传》云：琅琊有女子，右股病疮，痒而不痛，愈而复作。陀取稻糠色犬一只系马，马走五十里，乃断头向痒处合之。须臾一蛇在皮中动，以钩引出，长三尺许，七日而愈。此亦怪证，取狗之血腥，以引其虫耳。

小儿卒痫。刺白犬血一升，含之，并涂身上。(葛氏方)

卒得病疮（常时生两脚间）。用白犬血涂之，立愈。(《肘后方》)

两脚癣疮。白犬血涂之，立瘥。(《奇效》)

疔疮恶肿。取白犬血频涂之，有效。(《肘后方》)

 心血

【主治】心痹心痛。取和蜀椒末，丸梧子大。每服五丸，日五服。(时珍)

脑

【主治】头风痹，鼻中瘜肉，下部蜃疮。(《别录》)

猘犬咬伤，取本犬脑敷之，后不复发。（时珍）

附方

眉发火瘢（不生者）。蒲灰，以正月狗脑和敷，日三，则生。（《圣惠方》）

心

【主治】忧恚气，除邪。（《别录》）

治风痹鼻衄，及下部疮，狂犬咬。（《日华》）

肾

【气味】平，微毒。

【主治】妇人产后肾劳如疟者。妇人体热用猪肾，体冷用犬肾。（藏器）

肝

【主治】肝同心捣，涂狂犬咬。又治脚气攻心，作生，以姜、醋进之，取泄。先泄者勿用。（藏器）

狗肝

附方

下痢腹痛。狗肝一具（切），入米一升煮粥，合五味食。（《心镜》）

心风发狂。黄石散：用狗肝一具（批开），以黄丹、消石各一钱半，研匀，擦在肝内，用麻缚定，水一升煮熟。细嚼，以本汁送下。（《杨氏家藏》）

胆

青犬、白犬者良。

【气味】苦，平，有小毒。

【主治】明目。（《本经》）

敷痂疡恶疮。（《别录》）

疗鼻齆，鼻中瘜肉。（甄权）

主鼻衄聤耳，止消渴，杀虫除积，能破血。凡血气痛及伤损者，热酒服半个，瘀血尽下。（时珍）

治刀箭疮。（《日华》）

【发明】〔慎微曰〕按《魏志》云：河内太守刘勋女病左膝疮痒。华佗视之，用绳系犬后足不得行，断犬腹取胆向疮口，须臾有虫若蛇从疮上出，长三尺，病愈也。

附方

眼赤涩痒。犬胆汁注目中，效。（《圣惠》）

拔白换黑。狗胆汁涂之。（《千金》）

反胃吐食（不拘丈夫妇人老少，远年近日）。用五灵脂末，黄狗胆汁和丸龙眼大，每服一丸，好酒半盏磨化服。不过三服，即效。（《本事》）

赤白下痢。腊月狗胆一百枚，每枚入黑豆充满，麝香少许。每服一枚，赤以甘草、白以干姜汤送下。（《奇效良方》）

牡 狗 阴 茎

【释名】狗精。

【气味】咸，平，无毒。

【主治】伤中，阴痿不起，令强热大，生子，除女子带下十二疾。（《本经》）

治绝阳及妇人阴痿。（《日华》）

补精髓。（孟诜）

皮

【主治】腰痛，炙热黄狗皮裹之。频用取瘥。烧灰，治诸风。（时珍）

【发明】〔时珍曰〕《淮南万毕术》云：黑犬皮毛烧灰扬之，止天风。则治风之义，有取乎此也。

毛

【主治】产难。（苏恭）

颈下毛：主小儿夜啼，绛囊盛，系儿两手。（藏器）

烧灰汤服一钱，治邪疟。尾：烧灰，敷犬伤。（时珍）

> **附方**
>
> 汤火伤疮。狗毛细剪，以烊胶和毛敷之。痂落即瘥。（《梅师》）

头 骨

黄狗者良。

【气味】甘、酸，平，无毒。

【主治】金疮止血。（《别录》）

烧灰，治久痢、劳痢。和干姜、莨菪炒见烟，为丸，空心白饮服十丸，极效。（甄权）

烧灰，壮阳止疟。（《日华》）

治痈疽恶疮，解颅，女人崩中带下。（时珍）

颔骨：主小儿诸痫、诸瘘，烧灰酒服。（苏恭）

> **附方**
>
> 小儿久痢。狗头烧灰，白汤

狗头骨

服。(《千金》)

小儿解颅。黄狗头骨炙为末，鸡子白和，涂之。(《直指》)

赤白带下（不止者）。狗头烧灰，为末。每酒服一钱，日三服。(《圣惠》)

产后血乱（奔入四肢，并违堕）。以狗头骨灰，酒服二钱，甚效。(《经验后方》)

打损接骨。狗头一个，烧存性为末。热醋调涂，暖卧。(《卫生易简》)

痈疽疔毒。狗头骨灰、芸薹子等分，为末，醋和敷之。(《千金》)

恶疮不愈。狗头骨灰同黄丹末等分，敷之。(《寿域方》)

长肉生肌。老狗头脑骨（瓦炒）二两，桑白皮一两，当归二钱半，为末。麻油调敷。(《直指》)

鼻中瘜肉。狗头灰方寸匕，苦丁香半钱，研末吹之，即化为水。或同硇砂少许，尤妙。(朱氏《集验》)

头风白屑（作痒）。狗头骨烧灰，淋汁沐之。(《圣惠方》)

骨

白狗者良。

【气味】甘，平，无毒。

【主治】烧灰，疗下痢。生肌，敷马疮。(《别录》)

烧灰，疗诸疮瘘，及妒乳痈肿。(弘景)

烧灰，补虚，理小儿惊痫客忤。(《蜀本》)

煎汁，同米煮粥，补妇人，令有子。(藏器)

烧灰，米饮日服，治休息久痢。猪脂调，敷鼻中疮。(时珍)

附方

产后烦懑（不食者）。白犬骨烧研，水服方寸匕。(《千金翼》)

羊

释名 羖、羝、羯。〔时珍曰〕《说文》云：羊字象头角足尾之形。

集解 〔时珍曰〕生江南者为吴羊，头身相等而毛短。生秦晋者为夏羊，头小身大而毛长。土人二岁而剪其毛，以为毡物，谓之绵羊。

羊 肉

【气味】苦、甘，大热，无毒。

【主治】缓中，字乳余疾，及头脑大风汗出，虚劳寒冷，补中益气，安心止惊。（《别录》）

止痛，利产妇。（思邈）

治风眩瘦病，丈夫五劳七伤，小儿惊痫。（孟诜）

开胃健力。（《日华》）

【发明】〔颂曰〕肉多入汤剂。《胡洽方》有大羊肉汤，治妇人产后大虚，心腹绞痛厥逆，医家通用大方也。

〔李杲曰〕羊肉有形之物，能补有形肌肉之气。故曰补可去弱，人参、羊肉之属。人参补气，羊肉补形。凡味同羊肉者，皆补血虚，盖阳生则阴长也。

〔时珍曰〕按《开河记》云：隋大总管麻叔谋病风逆，起坐不得。炀帝命太医令巢元方视之。曰：风入腠理，病在胸臆。须用嫩肥羊蒸熟，掺药食之，则瘥。如其言，未尽剂而痊。自后每杀羊羔，同杏酪、五味日食数枚。观此则羊肉补虚之功，益可证矣。

羊

附方

羊肉汤。张仲景治寒劳虚羸，及产后心腹疝痛：用肥羊肉一斤，水一斗，煮汁八升，入当归五两，黄芪八两，生姜六两，煮取二升，分四服。（《金匮要略》）

产后虚羸（腹痛，冷气不调，及脑中风汗自出）。白羊肉一斤，切治如常，调和食之。（《心镜》）

壮阳益肾。用白羊肉半斤切生，以蒜、薤食之。三日一度，甚妙。（《心镜》）

脾虚吐食。羊肉半斤作生，以蒜、薤、酱、豉、五味和拌，空腹食之。（《心镜》）

虚冷反胃。羊肉去脂作生，以蒜薤空腹食之，立效。（《外台》）

壮胃健脾。羊肉三斤（切），梁米二升，同煮，下五味作粥食。（《饮膳正要》）

头 蹄

白羊者良。

【气味】甘，平，无毒。

【主治】风眩瘦疾，小儿惊痫。（苏恭）

脑热头眩。（《日华》）

安心止惊，缓中止汗补胃，治丈夫五劳骨热，热病后宜食之，冷病人勿多食。（孟诜）

疗肾虚精竭。

附方

老人风眩。用白羊头一具，如常治，食之。（《千金》）

虚寒腰痛。用羊头、蹄一具，草果四枚，桂一两，生姜半斤，哈昔泥一豆许，胡椒煮食。（《正要》）

血

白羊者良。

【气味】咸，平，无毒。

【主治】女人中风血虚闷，及产后血运，闷欲绝者，热饮一升即活。（苏恭）

热饮一升，治产后血攻，下胎衣，治卒惊九窍出血，解莽草毒、胡蔓草毒，又解一切丹石毒发。（时珍）

【发明】〔时珍曰〕《外台》云：凡服丹石人，忌食羊血十年，一食前功尽亡。此物能制丹砂、水银、轻粉、生银、硇砂、砒霜、硫黄乳、石钟乳、空青、曾青、云母石、阳起石、孔公蘖等毒。凡觉毒发，刺饮一升即解。又服地黄、何首乌诸补药者，亦忌之。《岭表录异》言其能解胡蔓草毒。羊血解毒之功用如此，而《本草》并不言及，诚缺文也。

附方

衄血（一月不止）。刺羊血热饮即瘥。（《圣惠》）

产后血攻（或下血不止，心闷面青，身冷欲绝者）。新羊血一盏饮之。三两服妙。（《梅师》）

大便下血。羊血煮熟，拌醋食，最效。（吴球《便民食疗》）

羊血

白羟者佳。

【气味】甘，温，无毒。

【主治】补寒冷虚乏。（《别录》）

润心肺，治消渴。（甄权）

疗虚劳，益精气，补肺、肾气，和小肠气。合脂作羹食，补肾虚，及男女中风。（张鼎）

利大肠，治小儿惊痫。含之，治口疮。（《日华》）

治大人干呕及反胃，小儿哕啘及舌肿，并时时温饮之。（时珍）

【发明】〔弘景曰〕牛羊乳实为补润，故北人食之多肥健。

〔恭曰〕北人肥健，由不啖咸腥，方土使然，何关饮乳？陶以未达，故屡有此言。

〔时珍曰〕方土饮食，两相资之。陶说固偏，苏说亦过。丹溪言反胃人宜时时饮之，取其开胃脘、大肠之燥也。

附方

小儿口疮。羊乳细滤入含之，数次愈。（《小品方》）

面黑令白。白羊乳三斤，羊胰三副，和捣。每夜洗净涂之，旦洗去。（《总录》）

【气味】甘，温，无毒。

【主治】止忧恚膈气。（《别录》）

附方

心气郁结。羊心一枚，咱夫兰（即回回红花）三钱，浸玫瑰水一盏，入盐少许，徐徐涂心上，炙熟食之，令人心安多喜。（《正要》）

肺

【气味】同心。

【主治】补肺，止咳嗽。（《别录》）

伤中，补不足，去风邪。（思邈）

治渴，止小便数，同小豆叶煮食之。（苏恭）

附方

小便频数（下焦虚冷也）。羊肺一具（切）作羹，入少羊肉，和盐、豉食。不过三具效。（《集验方》）

鼻中瘜肉。羊肺汤：用干羊肺一具，白术四两，肉苁蓉、通草、干姜、芎䓖各二两，为末。食后米饮服五分匕，加至方寸匕。（《千金方》）

肾

【气味】同心。

【主治】补肾气虚弱，益精髓。（《别录》）

补肾虚耳聋阴弱，壮阳益胃，止小便，治虚损盗汗。（《日华》）

合脂作羹，疗劳痢甚效。蒜、薤食之一升，疗癥瘕。（苏恭）

治肾虚消渴。（时珍）

【发明】〔时珍曰〕《千金》《外台》《深师》诸方，治肾虚劳损，消渴脚气，有肾沥汤方甚多，皆用羊肾煮汤煎药。盖用为引向，各从其类也。

附方

下焦虚冷（脚膝无力，阳事不行）。用羊肾一枚煮熟，和米粉半大两，炼成乳粉，空腹食之，妙。（《心镜》）

肾虚精竭。炮羊肾一双（切），于豉汁中，以五味、米糁作羹、粥食。（《心镜》）

虚损劳伤。羊肾一枚，术一升，水一斗，煮九升服一升，日三。（《肘后方》）

老人肾硬。治老人肾藏虚寒，内肾结硬，虽服补药不入。用羊肾子一对，杜仲（长二寸，阔一寸）一片，同煮熟，空心食之。令人内肾柔软，然后服补药。（《鸡峰备急方》）

肝

【气味】苦，寒，无毒。

【主治】补肝，治肝风虚热，目赤暗痛，热病后失明，并用子肝七枚，作生食，神效。亦切片水浸贴之。（苏恭）

附方

肝虚目赤。青羊肝，薄切水浸，吞之极效。（《龙木论》）

青盲内障。白羊子肝一具，黄连一两，熟地黄二两，同捣，丸梧子大。食远茶服七十丸，日三服。崔承元病内障丧明，有人惠此方报德，服之遂明。（《传信方》）

胆

【气味】苦，寒，无毒。

【主治】青盲，明目。（《别录》）

点赤障、白翳、风泪眼，解蛊毒。（甄权）

疗疳湿、时行热熛疮，和醋服之，良。（苏恭）

治诸疮，能生人身血脉。（思邈）

同蜜蒸九次，点赤风眼，有效。（朱震亨）

【发明】〔时珍曰〕肝开窍于目，胆汁减则目暗。目者，肝之外候，胆之精华也。故诸胆皆治目病。

附方

大便秘塞。羊胆汁灌入即通。（《千金》）

胃

一名羊膍胵。

【气味】甘，温，无毒。

【主治】胃反，止虚汗，治虚羸，小便数，作羹食，三五瘥。（孟诜）

附方

中风虚弱。羊肚一具，粳米二合，和椒、姜、豉、葱作羹食之。（《正要》）

胃虚消渴。羊肚烂煮，空腹食之。（《古今录验》）

下虚尿床。羊肚盛水令满，线缚两头，煮熟，即开取中水顿服之，立瘥。（《千金》）

久病虚羸（不生肌肉，水气在胁下，不能饮食，四肢烦热者）。用羊胃一枚（切），白术一升（切），水二斗，煮九升，分九服，日三。不过三剂瘥。（张文仲方）

羊头骨

头骨

已下并用羖羊者良。

【气味】甘，平，无毒。

【主治】风眩瘦疾，小儿惊痫。（苏恭）

附方

虚损昏聋。大羊尾骨一条，

水五碗，煮减半，入葱白五茎，荆芥一握，陈皮一两，面三两，煮熟，取汁搜面作索饼，同羊肉四两煮熟，和五味食。（《多能鄙事》）

尾骨

【主治】益肾明目，补下焦虚冷。（《正要》）

牛

《本经》中品

集解〔藏器曰〕牛有数种，《本经》不言黄牛、乌牛、水牛，但言牛尔。南人以水牛为牛，北人以黄牛、乌牛为牛。牛种既殊，入用当别。

黄牛肉

【气味】甘，温，无毒。

【主治】安中益气，养脾胃。

（《别录》）

【发明】〔时珍曰〕韩㊣言：牛肉补气，与黄芪同功。

> **附方**
>
> 腹中痞积。牛肉四两（切片），以风化石灰一钱擦上，蒸熟食。常食痞积自下。（《经验秘方》）
>
> 牛皮风癣。每五更炙牛肉一片食，以酒调轻粉敷之。（《直指方》）

 水 牛 肉

【气味】甘，平，无毒。

【主治】消渴，止呕泄，安中益气，养脾胃。（《别录》）

补虚壮健，强筋骨，消水肿，除湿气。（藏器）

> **附方**
>
> 水肿尿涩。牛肉一斤（熟蒸），以姜、醋空心食之。（《心镜》）
>
> 手足肿痛（伤寒时气，毒攻手足，肿痛欲断）。生牛肉裹之，肿消痛止。（《范汪方》）

头 蹄

水牛者良。

【气味】凉。

【主治】下热风。（孟诜）

> **附方**
>
> 水肿胀满（小便涩者）。用水牛蹄一具（去毛），煮汁作羹，

牛

蹄切食之。或以水牛尾一条，细切，作脼腊食。或煮食亦佳。（《食医心镜》）

乳

【气味】甘，微寒，无毒。

【主治】补虚羸，止渴。（《别录》）

养心肺，解热毒，润皮肤。（《日华》）

冷补，下热气。和酥煎沸食，去冷气痃癖。（藏器）

患热风人宜食之。（孟诜）

老人煮食有益。入姜、葱，止小儿吐乳，补劳。（思邈）

治反胃热哕，补益劳损，润大肠，治气痢，除疸黄，老人煮粥甚宜。（时珍）

【发明】〔震亨曰〕反胃噎膈，大便燥结，宜牛、羊乳时时咽之，并服四物汤为上策。不可用人乳，人乳有饮食之毒，七情之火也。

〔时珍曰〕乳煎荜茇，治痢有效。盖一寒一热，能和阴阳耳。按《独异志》云：唐太宗苦气痢，众医不效，下诏访问。金吾长张宝藏曾困此疾，即具疏以乳煎荜茇方，上服之立愈。宣下宰臣与五品官。魏征难之，逾月不拟。上疾复发，复

进之又平。因问左右曰：进方人有功，未见除授何也。征惧曰：未知文武二吏。上怒曰：治得宰相，不妨授三品，我岂不及汝耶？即命与三品文官，授鸿胪寺卿。其方用牛乳半斤，荜茇三钱，同煎减半，空腹顿服。

附方

风热毒气。煎过牛乳一升，生牛乳一升，和匀。空腹服之，日三服。（《千金方》）

下虚消渴（心脾中热、下焦虚冷，小便多，渐羸瘦者）。牛羊乳，渴即饮之，每饮三四合。（《广利方》）

脚气痹弱。牛乳五升，硫黄三两（末之），煎取三升，每服三合。羊乳亦可。或以牛乳五合，煎调硫黄末一两服，取汗尤良。（《肘后方》）

重舌出涎。特牛乳饮之。（《圣惠》）

皮

水牛者良。

【主治】水气浮肿、小便涩少。以皮蒸熟，切入豉汁食之。（《心镜》）

牛皮

水牛者良。

【主治】消渴，同石燕煮汁服。（藏器）

治妇人无乳，作羹食之，不过两日，乳下无限，气壮人尤效。（孟诜）

疗口眼㖞斜。不拘干湿者，以火炙热，于不患处一边熨之，即渐正。（宗奭）

血

【气味】咸，平，无毒。

【主治】解毒利肠，治金疮折伤垂死，又下水蛭。煮拌醋食，治血痢便血。（时珍）

【发明】〔时珍曰〕按《元史》云：布智儿从太祖征回回，身中数矢，血流满体，闷仆几绝。太祖命取一牛剖其腹，纳之牛腹中，浸热血中，移时遂苏。又云：李庭从伯颜攻郢州，炮伤左胁，矢贯于胸，几绝。伯颜命剖水牛腹纳其中，良久而苏。何孟春云：予在职方时，问各边将无知此术者，非读《元史》弗知也。故书于此，以备缓急。

黄牛者良，炼过用。

【气味】甘、温，微毒。

【主治】诸疮疥癣白秃，亦入面脂。（时珍）

附方

消渴不止。瓜蒌根煎：用生瓜蒌（切）十斤，以水三斗，煮至一斗，滤净，入炼净黄牛脂一合，慢火熬成膏，瓶收。每酒服一杯，日三。（《总录》）

黑牛、黄牛、牮牛者良，炼过用。

【气味】甘，温，无毒。

【主治】补中，填骨髓。久服增年。（《本经》）

安五脏，平三焦，续绝伤，益气力，止泄利，去消渴，皆以清酒暖服之。（《别录》）

平胃气，通十二经脉。（思邈）

治瘦病，以黑牛髓、地黄汁、白蜜等分，煎服。（孟诜）

润肺补肾，泽肌悦面，理折伤，擦损痛，甚妙。（时珍）

附方

补精润肺（壮阳助胃）。用炼牛髓四两，胡桃肉四两，杏仁泥四两，山药末半斤，炼蜜一斤，同捣成膏，以瓶盛汤煮一日。每服一匙，空心服之。（《瑞竹方》）

劳损风湿。陆抗膏：用牛髓、羊脂各二升，白蜜、姜汁、酥各三升，煎三上三下，令成膏。随意以温酒和服之。（《经心录》）

脑

水牛、黄牛者良。

【气味】甘，温，微毒。

【主治】风眩消渴。（苏恭）

脾积痞气。润皲裂，入面脂用。（时珍）

附方

吐血咯血（五劳七伤）。用水牛脑一枚（涂纸上阴干），杏仁（煮去皮）、胡桃仁、白蜜各一斤，香油四两，同熬干为末。每空心烧酒服二钱匕。（《乾坤秘韫》）

心

已下黄牛者良。

【主治】虚忘，补心。（《别录》）

脾

【主治】补脾。（藏器）

腊月淡煮，日食一度，治痔瘘。和朴硝作脯食，消痞块。（时珍）

肺

已下水牛者良。

【主治】补肺。（藏器）

肝

【主治】补肝，明目。（《别录》）

治疟及痢，醋煮食之。（孟诜）

肾

【主治】补肾气，益精。

（《别录》）

治湿痹。（孙思邈）

 胃

黄牛、水牛俱良。

【气味】甘，温，无毒。

【主治】消渴风眩，补五脏，醋煮食之。（诜）

补中益气，解毒，养脾胃。（时珍）

 膍

一名百叶。

【主治】热气水气，治痢，解酒毒、药毒、丹石毒，发热，同肝作生，以姜、醋食之。（藏器）

胆

腊月黄牛、青牛者良。

〔弘景曰〕胆原附黄条中，今拔出于此，以类相从耳。

【气味】苦，大寒，无毒。

【主治】除心腹热渴，止下痢及口焦燥，益目精。（《别录》）

腊月酿槐子服，明目，治疳湿弥佳。（苏恭）

酿黑豆，百日后取出，每夜吞二七枚，镇肝明目。（《药性》）

酿南星末，阴干，治惊风有奇

牛角

功。（苏颂）

除黄杀虫，治痈肿。（时珍）

角

【气味】苦，寒，无毒。

【主治】水牛者燔之，治时气寒热头痛。（《别录》）

煎汁，治热毒风及壮热。（《日华》）

治淋破血。（时珍）

 附方

石淋破血。牛角烧灰，酒服方寸匕，日五服。（《普济》）

赤秃发落。牛角、羊角烧灰等分，猪脂调涂。（《普济方》）

骨

【气味】甘，温，无毒。

【主治】烧灰，治吐血鼻洪，崩中带下，肠风泻血，水泻。（《日华》）

治邪疟。烧灰同猪脂，涂痔疮蚀人口鼻，有效。（时珍）

【发明】〔时珍曰〕东夷以牛骨占卜吉凶，无往不中。牛非含智之物，骨有先事之灵，宜其可入药治病也。

附方

鼻中生疮。牛骨、狗骨烧灰，腊猪脂和敷。（《千金》）

马

《本经》中品

释名〔时珍曰〕按许慎云：马，武也。其字象头、髦、尾、足之形。

集解〔时珍曰〕《别录》以云中马为良。云中，今大同府也。大抵马以西北方者为胜，东南者劣弱不及。马应月，故十二月而生。其年以齿别之。在畜属火，在辰属午。

肉

以纯白牡马者为良。

【气味】辛、苦，冷，有毒。

【主治】伤中，除热下气，长筋骨，强腰脊，壮健，强志轻身，不饥。作脯，治寒热痿痹。（《别录》）

煮汁，洗头疮白秃。（时珍）

附方

豌豆疮毒。马肉煮清汁，洗之。（《兵部手集》）

乳

【气味】甘，冷，无毒。

【主治】止渴。（《别录》）

治热。作酪，性温，饮之消肉。（苏恭）

心

已下并用白马者良。

【主治】喜忘。（《别录》）

《肘后方》：治心昏多忘。牛、马、猪、鸡心，干之为末。酒服方寸匕，日三，则闻一知 。

肝

【气味】有大毒。

马

 附方

月水不通（心腹滞闷，四肢疼痛）。用赤马肝一片炙研，每食前热酒调服一钱。通乃止。（《圣惠》）

骨

【气味】有毒。

【主治】烧灰和醋，敷小儿头疮及身上疮。（孟诜）

止邪疟。烧灰和油，敷小儿耳疮、头疮、阴疮、瘭疽有浆如火灼。敷乳头饮儿，止夜啼。（时珍）

 皮

【主治】妇人临产，赤马皮催生，良。（孟诜）

治小儿赤秃，以赤马皮、白马蹄烧灰，和腊猪脂敷之，良。（时珍）

尾

【主治】女人崩中，小儿客忤。（时珍）

【发明】〔时珍曰〕马尾，《济生方》治崩中，十灰散中用之。又《延寿书》云：刷牙用马尾，令齿疏损。近人多用烧灰揩拭，最腐齿龈。不可不知。

脑

【气味】有毒。

【主治】断酒。腊月者温酒服之。(孙思邈)

眼

白马者，生杀取之。

【气味】平，无毒。

【主治】惊痫腹满疟疾。(《本经》)

牙齿

已下并用白马者良。

【气味】甘，平，有小毒。

【主治】小儿马痫。水磨服。(《别录》)

象

宋《开宝》

释名 〔时珍曰〕许慎《说文》云：象（字篆文），象耳、牙、鼻、足之形。

集解 〔颂曰〕《尔雅》云：南方之美者，有梁山之犀、象焉。今多出交趾、潮、循诸州。彼人捕得，争食其肉，云肥脆堪作炙。陈藏器云：象具十二生肖肉，各有分段，唯鼻是其本肉，炙食、糟食更美。又胆不附肝，随月在诸肉间，如正月即在虎肉也。徐铉云：象胆随四时，春在前左足，夏在前右足，秋后左足，冬后右足也。淳化中一象春毙。太宗命取胆不获，使问铉。铉以此对，果得于前左足。

〔时珍曰〕象出交、广、云南及西域诸国。野象多至成群。番人皆畜以服重，首长则饬而乘之。有灰、白二色，形体臃肿，面目丑陋。大者身长丈余，高称之，大六尺许。肉倍数牛，目才若豕，四足如柱，无指而有爪甲，行则先移左足，卧则以臂着地。其头不能俯，其颈不能回，其耳下弭。其鼻大如臂，下垂至地。鼻端甚深，可以开合。中有小肉爪，能拾针芥。食物饮水皆以鼻卷入口，一身之力皆在于鼻，故伤之则死耳。后有穴，薄如鼓皮，刺之亦死。口内有食齿，两吻出两牙夹鼻，雄者长六七尺，雌者才尺余耳。

牙

【气味】甘，寒，无毒。

【主治】诸铁及杂物入肉，刮牙屑和水敷之，立出。治痫病。刮齿屑，炒黄研末，饮服。(《开宝》)

诸物刺咽中，磨水服之，亦出。

旧梳屑尤佳。（苏颂）

主风痫惊悸，一切邪魅精物，热疾骨蒸及诸疮，并宜生屑入药。（时珍）

【发明】〔时珍曰〕世人知然犀可见水怪，而不知沉象可驱水怪。按《周礼》壶涿氏掌水虫，欲杀其神者，以樟木贯象齿而沉之，则其神死而渊为陵。注云：樟木，山榆也。以象齿作十字，贯于木而沉之，则龙、罔象之类死也。又按陶贞白云：凡夏月合药，宜置象牙于傍；合丹灶，以象牙夹灶，得雷声乃能发光。

上卷 图文全解《本草纲目》

附方

小便不通（胀急者）。象牙生煎服之。（《救急》）

小便过多。象牙烧灰，饮服之。（《总录》）

痘疹不收。象牙屑，铜铫炒黄红色为末。每服七八分或一钱，白水下。（王氏《痘疹方》）

骨刺入肉。象牙刮末，以水煮白梅肉调涂，自软。（《简要济众》）

针箭入肉。象牙刮末，水和敷之，即出也。

象

肉

【气味】苦、淡，平，无毒。

【主治】烧灰，和油涂秃疮。多食，令人体重。（《开宝》）

【发明】〔时珍曰〕按《吕氏春秋》云：肉之美者，旄象之约。又《尔雅翼》云：象肉肥脆，少类猪肉，味淡而含滑。则其通小便者，亦淡渗滑窍之义。烧之则从火化，故又能缩小便也。

胆

【气味】苦，寒，微毒。

【主治】明目治疳。（《日华》）

治疮肿，以水化涂之。治口臭，以绵裹少许贴齿根，平旦漱去，数度即瘥。（《南海药谱》）

【发明】〔时珍曰〕象胆明目，

附方

内障目翳（如偃月，或如枣花）。用象胆半两，鲤鱼胆七枚，熊胆一分，牛胆半两，麝香一钱，石决明末一两，为末，糊丸绿豆大。每茶下十丸，日二。（《总录》）

能去尘膜也，与熊胆同功。雷敩《炮炙论》云："象胆挥粘"是矣。

皮

【主治】下疳，烧灰和油敷之。又治金疮不合。（时珍）

【发明】〔时珍曰〕象肉臃肿，人以斧刃刺之，半日即合。故近时治金疮不合者，用其皮灰。

骨

【主治】解毒。（时珍）

胸前小横骨，烧灰酒服，令人能浮。（《开宝》）

附方

象骨散。治脾胃虚弱，水谷不消，噫气吞酸，吐食霍乱，泄泻脓血，脐腹疼痛，里急频并，不思饮食诸证。用象骨四两（炒），肉豆蔻（炮）、枳壳（炒）各一两，诃子肉（炮）、甘草各二两，干姜半两（炮），为末。每服三钱，水一盏半，煎至八分，和滓热服，食前，日三次。（《宣明方》）

阿 胶

释名 傅致胶。〔弘景曰〕出东阿，故名阿胶。

集解〔时珍曰〕凡造诸胶，自十月至二、三月间，用牛、水牛、驴皮者为上，猪、马、骡、驼皮者次之，其旧皮、鞋、履等物者为下。俱取生皮，水浸四五日，洗刮极净。熬煮，时时搅之，恒添水。至烂，滤汁再熬成胶，倾盆内待凝，近盆底者名坌胶，煎胶水以咸苦者为妙。大抵古方所用多是牛皮，后世乃贵驴皮。

【气味】甘，平，无毒。

【主治】心腹内崩，劳极洒洒（音薛）。如疟状，腰腹痛，四肢酸痛，女子下血，安胎。久服，轻身益气。（《本经》）

丈夫小腹痛，虚劳羸瘦，阴气不足，脚酸不能久立，养肝气。（《别录》）

男女一切风病，骨节疼痛，水气浮肿，虚劳咳嗽喘急，肺痿唾脓血，及痈疽肿毒。和血滋阴，除风润燥，化痰清肺，利小便，调大肠，圣药也。（时珍）

【发明】〔藏器曰〕诸胶皆主风、止泄、补虚，而驴皮主风为最。

〔宗奭曰〕驴皮煎胶，取其发散皮肤之外也。用乌者，取乌色属

阿胶

水，以制热则生风之义，如乌蛇、乌鸦、乌鸡之类皆然。

〔时珍曰〕阿胶大要只是补血与液，故能清肺益阴而治诸证。按陈自明云：补虚用牛皮胶，去风用驴皮胶。成无己云：阴不足者补之以味，阿胶之甘以补阴血。杨士瀛云：凡治喘嗽，不论肺虚肺实，可下可温，须用阿胶以安肺润肺。其性和平，为肺经要药。小儿惊风后瞳仁不正者，以阿胶倍人参煎服最良。阿胶育神，人参益气也。又痢疾多因伤暑伏热

而成，阿胶乃大肠之要药。有热毒留滞者，则能疏导；无热毒留滞者，则能平安。数说足以发明阿胶之蕴矣。

老人虚秘。阿胶（炒）二钱，葱白三根，水煎化，入蜜二匙，温服。

月水不调。阿胶一钱，蛤粉

炒成珠，研末，热酒服即安。一方入辰砂末半钱。

月水不止。阿胶炒焦为末，酒服二钱。（《秘韫》）

妊娠尿血。阿胶炒黄为末，食前粥饮下二钱。（《圣惠》）

妊娠胎动。用阿胶（炙研）二两，香豉一升，葱一升，水三升，煮二物取一升，入胶化服。（《删繁》）

牛　黄

《本经》上品

释名　丑宝。〔时珍曰〕牛属丑，故隐其名。《金光明经》谓之瞿卢折娜。

集解　〔颂曰〕今出登、莱州。他处或有，不甚佳。凡牛有黄者，身上夜有光，眼如血色，时复鸣吼，恐惧人。又好照水，人以盆水承之，伺其吐出，乃喝迫，即堕下水中，取得阴干百日。一子如鸡子黄大，重叠可揭折，轻虚而气香者佳。然人多伪之，试法但揩摩手甲上，透甲黄者为真。

【气味】苦，平，有小毒。

【主治】惊痫寒热，热盛狂痓，除邪逐鬼。（《本经》）

疗小儿百病，诸痫热，口不开，大人狂癫，又堕胎。久服，轻身增年，令人不忘。（《别录》）

主中风失音口噤，妇人血噤惊悸，天行时疾，健忘虚乏。（《日华》）

安魂定魄，辟邪魅，卒中恶，小儿夜啼。（甄权）

益肝胆，定精神，除热，止惊痫，辟恶气，除百病。（思邈）

清心化热，利痰凉惊。（宁原）

痘疮紫色，发狂谵语者可用。（时珍）

【发明】〔李杲曰〕牛黄入肝，治筋病。凡中风入脏者，必用牛、雄、脑、麝之剂，入骨髓，透肌肤，

牛黄

以引风出。若风中腑及血脉者用之，恐引风邪流入于骨髓，如油入面，莫之能出也。

〔时珍曰〕牛之黄，牛之病也。故有黄之牛，多病而易死。诸兽皆有黄，人之病黄者亦然。因其病在心及肝胆之间，凝结成黄，故还能治心及肝胆之病。正如人之淋石，复能治淋也。按《宋史》云：宗泽知莱州，使者取牛黄。泽云：方春疫疠，牛饮其毒则结为黄。今和气流行，牛无黄矣。观此，则黄为牛病，尤可征矣。

附方

初生三日（去惊邪，辟恶气）。以牛黄一豆许，以赤蜜如酸枣许，研匀，绵蘸令儿吮之，一日令尽。（姚和众方）

七日口噤。牛黄为末，以淡竹沥化一字，灌之。更以猪乳滴之。（《圣惠方》）

初生胎热（或身体黄者）。以真牛黄一豆大，入蜜调膏，乳汁化开，时时滴儿口中。形色不实者，勿多服。（钱氏《小儿方》）

小儿热惊。牛黄一杏仁大，竹沥、葛汁各一合，和匀与服。（《总微论》）

惊痫嚼舌（迷闷仰目）。牛黄一豆许研，和蜜水灌之。（《广利方》）

痘疮黑陷。牛黄二粒，牛砂一分，研末。蜜浸胭脂，取汁调搽，一日一上。（王氏《痘疹方》）

犀

释名 〔时珍曰〕犀字，篆文象形。其牸名咒，亦曰沙犀。

集解 〔时珍曰〕犀出西番、南番、滇南、交州诸处。有山犀、水犀、咒犀三种，又有毛犀似之。山犀居山林，人多得之，水犀出入水中，最为难得。并有二角，鼻角长而额角短。水犀皮有珠甲，而山犀无之。咒犀即犀之牸者，亦曰沙犀，止有一角在顶，文理细腻，斑白分明，不可入药。

犀 角

【气味】苦、酸、咸，寒，无毒。

【主治】伤寒温疫，头痛寒热，诸毒气。令人骏健。（《别录》）

治心烦，止惊，镇肝明目，安五脏，补虚劳，退热消痰，解山瘴溪毒。（《日华》）

主风毒攻心，氍氍热闷，拥毒赤痢，小儿麸豆，风热惊痫。（《海药》）

烧灰水服，治卒中恶心痛，饮食中毒，药毒热毒，筋骨中风，心风烦闷，中风失音，皆瘥。以水磨服，治小儿惊热。山犀、水犀，功用相同。（孟诜）

磨汁，治吐血、衄血、下血，及伤寒畜血，发狂谵语，发黄发斑，痘疮稠密，内热黑陷，或不结痂，泻肝凉心，清胃解毒。（时珍）

【发明】〔时珍曰〕犀角，犀之

犀

精灵所聚，足阳明药也。胃为水谷之海，饮食药物必先受之，故犀角能解一切诸毒。五藏六府，皆禀气于胃，风邪热毒，必先干之。故犀角能疗诸血，及惊狂斑痘之证。《抱朴子》云：犀食百草之毒，及众木之棘，所以能解毒。凡蛊毒之乡，有饮食，以此角搅之，有毒则生白沫涌起，无毒则否。以之煮毒药，则无复毒势也。《北户录》云：凡中毒箭，以犀角刺疮中，立愈。由犀食百毒棘刺也。昔温峤过武昌牛渚矶，下多怪物。峤然犀角照之，而水族见形。《淮南·万毕术》云：犀角置穴，狐不敢归。则犀之精灵辟邪不惑，于此益可见矣。

附方

吐血不止（似鹅鸭肝）。用生犀角、生桔梗各一两为末。每酒服二钱。（《总录》）

小儿惊痫（不知人，嚼舌仰目者）。犀角浓磨水服之，立效。为末亦可。（《广利方》）

痘疮稠密（不拘大人小儿）。生犀，于涩器中，新汲水磨浓汁，冷饮服之。（钱氏《小儿方》）

消毒解热。生犀角尖，磨浓汁，频饮之。（同上）

食雉中毒（吐下不止）。用生犀角末方寸匕，新汲水调服，即瘥。（《圣惠方》）

瘭疽毒疮。喜着十指，状如代指，根深至肌，能坏筋骨，毒气入脏杀人。宜烧铁烙之，或灸百壮，日饮犀角汁取瘥。（《千金方》）

下痢鲜血。犀角、地榆、生地黄各一两，为末，炼蜜丸弹子大。每服一丸，水一升，煎五合，去滓温服。（《普济方》）

熊

《本经》上品

释名 〔时珍曰〕熊者雄也。熊字篆文象形。《述异记》云：在陆曰熊，在水曰能（即鲧所化者）。故熊字从能。《续搜神记》云：熊居树孔中，东土人击树，呼为"子路"则起，不呼则不动也。

集解 〔时珍曰〕熊如大豕而竖目，人足黑色。春夏膔肥时，皮厚筋弩，每升木引气，或堕地自快，俗呼跌臊，即《庄子》所谓熊经鸟申也。冬月蛰时不食，饥则舐其掌，故其美在掌，谓之熊蹯。

脂

【释名】熊白。〔弘景曰〕脂即熊白，乃背上肪，色白如玉，味甚美，寒月则有，夏月则无。

【气味】甘，微寒，无毒。

【主治】风痹不仁筋急，五脏腹中积聚，寒热羸瘦，头疡白秃，面上皯疱。久服强志不饥，轻身长年。（《本经》）

治风，补虚损，杀劳虫，酒炼服之。（《日华》）

附方

令发长黑。熊脂、蔓荆子（末）等分和匀，醋调涂之。（《圣惠方》）

肉

【气味】甘，平，无毒。

【主治】风痹，筋骨不仁。功与脂同。（孙思邈）

补虚羸。（孟诜）

【发明】〔时珍曰〕按刘河间云：熊肉振羸；兔目明视。因其气有余，以补不足也。

熊

退热清心，平肝明目，去翳，杀蛔、蛲虫。（时珍）

【发明】〔时珍曰〕熊胆，苦入心，寒胜热，手少阴、厥阴、足阳明经药也。故能凉心平肝杀虫，为惊痫疰忤、翳障痔痔、虫牙蛔痛之剂焉。

附方

中风痹疾（中风，心肺风热，手足风痹不随，筋脉五缓，恍惚烦躁）。熊肉一斤（切），入豉汁中，和葱姜椒盐作腌腊，空腹食之。（《食医心镜》）

掌

【主治】食之可御风寒，益气力。（《日华》）

胆

【气味】苦，寒，无毒。

【主治】时气热盛，变为黄疸，暑月久痢，疳蛪心痛疰忤。（苏恭）

小儿惊痫瘛疭，以竹沥化两豆许服之，去心中涎，甚良。（孟诜）

脑 髓

【主治】诸聋。（苏恭）

疗头旋。摩顶，去白秃风屑，生发。（《日华》）

附方

赤目障翳。熊胆丸：每以胆少许化开，入冰片一二片，铜器点之，绝奇。或泪痒，加生姜粉些须。（《齐东野语》）

鹿

《本经》中品

■ 释名　斑龙。〔时珍曰〕鹿字篆文，象其头、角、身、足之形。

■ 集解　〔时珍曰〕鹿，处处山林中有之。马身羊尾，头侧而长，高脚而行速。牡者有角，夏至则解，大如小马，黄质白斑，俗称马鹿。牝者无角，小而无斑，毛杂黄白色，俗称麀鹿，孕六月而生子。

鹿 茸

【气味】甘，温，无毒。

【主治】漏下恶血，寒热惊痫，益气强志，生齿不老。（《本经》）

鹿

疗虚劳，洒洒如疟，羸瘦，四肢酸疼，腰脊痛，小便数利，泄精溺血，破瘀血在腹，散石淋痈肿，骨中热疽，养骨安胎下气，杀鬼精物，久服耐老。不可近丈夫阴，令痿。（《别录》）

补男子腰肾虚冷，脚膝无力，夜梦鬼交，精溢自出，女人崩中漏血，赤白带下，炙末，空心酒服方寸匕。（甄权）

生精补髓，养血益阳，强筋健骨，治一切虚损，耳聋目暗，眩晕虚痢。（时珍）

【发明】〔时珍曰〕按《澹寮方》云：昔西蜀要市中，尝有一道人货斑龙丸，一名茸珠丹。每大醉高歌曰：尾闾不禁沧海竭，九转灵丹都漫说。唯有斑龙顶上珠，能补玉堂关下穴。朝野遍传之。其方盖用鹿茸、鹿角胶、鹿角霜也。又戴原礼《证治要诀》：治头眩晕，甚则屋转眼黑，或如物飞，或见一为二，用茸珠丹甚效。或用鹿茸半两，无灰酒三盏，煎一盏，入麝香少许，温服亦效。云茸生于头，类之相从也。

附方

精血耗涸（面色黧黑，耳聋目昏，口渴腰痛，脚弱白浊，上燥下寒，不受峻补者）。鹿茸（酒蒸）、当归（酒浸）各一两，焙为末，乌梅肉煮膏捣，丸梧子大。每米饮服五十丸。（《济生方》）

肾虚腰痛（不能反侧）。鹿茸（炙）、菟丝子各一两，舶茴香半两，为末，以羊肾二对，法酒煮烂，捣泥和，丸梧子大，阴干。每服三五十丸，温酒下，日三服。（《本事方》）

鹿茸酒。治阳事虚痿，小便频数，面色无光。用嫩鹿茸一两（去毛切片），山药（末）一两，绢袋裹，置酒瓶中，七日开瓶，日饮三盏。将茸焙作丸服。（《普济方》）

麋

《本经》下品

释名〔时珍曰〕陆佃云：麋喜（音声）。班固云：麋性淫迷。则麋之名义取乎此。《尔雅》云：牡曰麔（音谷），牝曰麎（音辰），其子曰麌（音夭）。

集解〔《别录》〕曰麋生南山山谷及淮海边。十月取之。

〔弘景曰〕今海陵间最多。千百为群，多牝少牡。

〔时珍曰〕麋，鹿属也。牡者有角。鹿喜山而属阳，故夏至解角；麋喜泽而属阴，故冬至解角。麋似鹿而色青黑，大如小牛，肉蹄，目下有二窍为夜目。故《淮南子》云：孕女见麋而子四目也。《博物志》云：南方麋千百为群，食泽草，践处成泥，名曰麋畯，人因耕获之，其鹿所息

处，谓之鹿场也。今猎人多不分别，往往以麋为鹿。牡者犹可以角退为辨，牝者通目为麋鹿矣。

麋脂

〔时珍曰〕《别录》言十月取脂，炼过收用，而《周礼》冬献狼，夏献麋。注云：狼膏聚，麋膏散。聚则温，散则凉，以顺时也。

【气味】辛，温，无毒。

【主治】痈肿、恶疮，死肌，寒风湿痹，四肢拘缓不收，风头肿气，通腠理。(《本经》)

治少年气盛，面生疮疱，化脂涂之。(时珍)

 肉

【气味】甘，温，无毒。

【主治】益气补中，治腰脚。(孟诜)

补五脏不足气。(禹锡)

【发明】〔时珍曰〕按陆农师云：鹿以阳为体，其肉食之燠；麋以阴为体，其肉食之寒。观此，则《别录》麋脂令人阴痿，孟诜言多食肉令人弱房，及角、肉不同功之说，亦此意也。

麝

《本经》上品

| 釋名 射父、香獐。〔时珍曰〕麝之香气远射，故谓之麝。

| 集解 〔时珍曰〕麝居山，獐居泽，以此为别，麝出西北者香结实，出东南者谓之土麝，亦可用，而力次之。

麝 脐 香

【气味】辛，温，无毒。

【主治】疗诸凶邪鬼气，中恶，心腹暴痛，胀急痞满，风毒，去面、目中肤翳，妇人产难堕胎，通神仙。(《别录》)

辟恶气，杀鬼精物，去三虫蛊毒，温疟痫痓。久服，除邪，不梦寤魇魅。(《本经》)

通诸窍，开经络，透肌骨，解酒毒，消瓜果食积，治中风、中气、中恶、痰厥，积聚癥瘕。(时珍)

【发明】〔李杲曰〕麝香入脾治内病。凡风病在骨髓者宜用之，使风邪得出。若在肌肉用之，反引风入骨，如油入面之不能出也。

〔严用和曰〕中风不省者，以麝香、清油灌之，先通其关，则后免语塞瘫痪之证，而他药亦有效也。

〔时珍曰〕严氏言风病必先用麝香，而丹溪谓风病、血病必不可用，皆非通论。盖麝香走窜，能通诸窍之不利，开经络之壅遏。若诸风、诸气、诸血、诸痛、诸痫、症瘕诸病，经络壅闭，孔窍不利者，安得不用为引导以开之、通之耶？非不可用也，但不可过耳。《济生方》治食瓜果成积作胀者用之，治饮酒成消渴者用之，云果得麝则坏，酒得麝则败，此得用麝之理者也。

便效。(《普济》)

肉

【气味】甘，温，无毒。
【主治】腹中症病。(时珍)

附方

中风不省。麝香二钱研末，入清油二两和匀，灌之，其人自苏也。(《济生》)

破伤风(水毒肿痛不可忍)。麝香末一字纳疮中，出尽脓水，

附方

小儿症病。麝肉二两(切焙)，蜀椒三百枚(炒捣末)，以鸡子白和，丸小豆大。每服二三丸，汤下，以知为度。(《范汪方》)

麝

狐

释名 〔时珍曰〕《埤雅》云：狐，孤也。狐性疑，疑则不可以合类，故其字从孤省。或云狐知虚实，以虚击实，实即孤也，故从孤，亦通。

集解 〔弘景曰〕江东无狐，狐出北方及益州。形似狸而黄，善为魅。

〔时珍曰〕狐，南北皆有之，北方最多。有黄、黑、白三种，白色者尤稀。尾有白钱文者亦佳。日伏于穴，夜出窃食。声如婴儿，气极臊烈。毛皮可为裘，其腋毛纯白，谓之狐白。许慎云：妖兽，鬼所乘也。有三德：其色中和，小前大后，死则首丘。或云狐知上伏，不度阡陌。或云狐善听冰，或云狐有媚珠，或云狐至百岁，礼北斗而变化为男、女、淫妇以惑人。又能击尾出火。或云狐魅畏狗。千年老狐，唯以千年枯木然照，则见真形。或云犀角置穴，狐不敢归。《山海经》云：青丘之山，有狐九尾，能食人，食之不蛊。

肉

【气味】甘，温，无毒。

【主治】同肠作臛食，治疮疥久不瘥。（苏恭）

煮炙食，补虚损，又主五脏邪气，患蛊毒寒热者，宜多服之。（孟诜）

作脍生食，暖中去风，补虚劳。（苏颂）

附方

狐肉羹。治惊痫恍惚，语言错谬，歌笑无度，及五脏积冷，蛊毒寒热诸病。用狐肉一片及五脏治净，入豉汁煮熟，入五味作羹，或作粥食。京中以羊骨汁、鲫鱼代豉汁，亦妙。（《食医心镜》）

五脏及肠肚

【气味】苦，微寒，有毒。

【主治】蛊毒寒热，小儿惊痫。（《别录》）

补虚劳，随脏而补，治恶疮疥。生食，治狐魅。（《日华》）

肝烧灰，治风痫及破伤风，口紧搐强。（时珍）

附方

劳疟瘴疟。野狐肝一具（阴干），重五日更初，北斗下受气为末，粳米饭作丸绿豆大。每以一

狐

丸绯帛裹，系手中指，男左女右。
（《圣惠》）

 目

【主治】破伤中风。（时珍）

【发明】〔时珍曰〕狐目治破伤

风，方见刘氏《保寿堂方》，云神效无比。腊月收取狐目阴干，临时用二目一副，炭火微烧存性，研末，无灰酒服之。又《淮南万毕术》云：狐目狸脑，鼠去其穴。谓涂穴辟鼠也。

兔

《别录》中品

释名　明视。〔时珍曰〕按魏子才《六书精蕴》云：兔字篆文象形。一云：吐而生子，故曰兔。《礼记》谓之明视，言其目不瞬而了然也。

集解　〔时珍曰〕按《事类合璧》云：　兔大如狸而毛褐，形如鼠而尾短，耳大而锐。上唇缺而无脾，长须而前足短。尻有九孔，趺居，趫捷善走。舐雄豪而孕，五月而吐子。

肉

【气味】辛，平，无毒。

【主治】补中益气。（《别录》）

止渴健脾。生食，压丹石毒。（《日华》）

凉血，解热毒，利大肠。（时珍）

【发明】〔宗奭曰〕兔者，明月之精。有白毛者，得金之气，入药尤效。凡兔至秋深时可食，金气全也，至春、夏则味变矣。然作酱必用五味，既患豌豆疮，又食此物，发毒太甚，恐斑烂损人。

〔时珍曰〕兔至冬月龁木皮，已得金气而气内实，故味美；至春食草麦，而金气衰，故不美也。今俗以饲小儿，云令出痘稀，盖亦因其性寒而解热耳。故又能治消渴，压丹石毒。若痘已出，及虚寒者，宜戒之。刘纯《治例》云：反胃，结肠甚者难治，常食兔肉则便自行。又可证其性之寒利矣。

附方

消渴羸瘦。用兔一只，去皮、爪、五脏，以水一斗半煎稠，去

滓澄冷，渴即饮之。极重者不过二兔。（崔元亮《海上方》）

血

【气味】咸，寒，无毒。

【主治】凉血活血，解胎中热毒，催生易产。（时珍）

附方

心气痛。《瑞竹堂方》：用腊兔血和茶末四两，乳香末二两，捣丸芡子大。每温醋化服一丸。谈野翁方：腊月八日，取活兔血和面，丸梧子大。每白汤下二十一丸。

脑

【主治】涂冻疮。（《别录》）

催生滑胎。（时珍）

同膏，治耳聋。（苏恭）

附方

手足皲裂。用兔脑髓生涂之。（《圣惠》）

头骨

【气味】甘、酸，平，无毒。

【主治】头眩痛，癫疾。（《别录》）

连皮毛烧存性，米饮服方寸匕，治天行呕吐不止，以瘥为度。（苏颂）

连毛髓烧灰酒服，治产难下胎，及产后余血不下。（《日华》）

烧末，敷妇人产后阴脱，痛疽恶疮。水服，治小儿疳痢。煮汁服，治消渴不止。（时珍）

> **附方**
>
> 预解痘毒。十二月取兔头煎汤浴小儿，除热去毒，令出痘稀。（《饮膳正要》）
>
> 产后腹痛。兔头炙热摩之，即定。（《必效》）

 肝

【主治】目暗。（《别录》）

明目补劳，治头旋眼眩。（《日华》）

和决明子作丸服，甚明目。切洗生食如羊肝法，治丹石毒发上冲，目暗不见物。（孟诜）

> **附方**
>
> 风热目暗（肝肾气虚，风热上攻，目肿暗）。用兔肝一具，米三合，和豉汁，如常煮粥食。（《普济》）

兔

鼠

释名 雠鼠（音锥）、老鼠、首鼠、家鹿。〔时珍曰〕此即人家常鼠也。以其尖喙善穴，故南阳人谓之雠鼠。其寿最长，故俗称老鼠。其性疑而不果，故曰首鼠。岭南人食而讳之，谓为家鹿。鼠字篆文，象其头、齿、腹、尾之形。

集解 〔弘景曰〕入药用牡鼠，即父鼠也。其胆才死便消，不易得也。

〔时珍曰〕鼠形似兔而小，青黑色。有四齿而无牙，长须露眼。前爪四，后爪五。尾文如织而无毛，长与身等。五脏俱全，肝有七叶，胆在肝之短叶间，大如黄豆，正白色，贴而不垂。《卫生家宝方》言其胆红色者何耶？鼠孕一月而生，多者六七子。惠州獠民取初生闭目未有毛者，以蜜养之，用献亲贵。挟而食之，声犹唧唧。谓之蜜唧。《淮南子》云：鱼食巴豆而死，鼠食巴豆而肥。段成式云：鼠食盐而身轻，食砒而即死。《易》云：艮为鼠。《春秋运斗枢》云：玉衡星散而为鼠。《抱朴子》云：鼠寿三百岁。满百岁则色白，善凭人而卜，名曰仲。能知一年中吉凶，及千里外事。鼠类颇繁。

《尔雅》《说文》所载，后世未能悉知，后世所知者，二书复未尽载。可见格物无穷也。

牡 鼠

【气味】 甘，微温，无毒。

【主治】 疗踒折，续筋骨，生捣敷之，三日一易。（《别录》）

治小儿惊痫。（《日华》）

五月五日同石灰捣收，敷金疮神效。（时珍）

腊月烧之，辟恶气。（弘景）

【发明】 〔刘完素曰〕鼠善穿而用以治疮瘘者，因其性而为用也。

鼠

炙食，治小儿寒热诸疳。（时珍）

小儿癥瘕。老鼠肉煮汁，作粥食之。（姚和众方）

乳汁不通。鼠肉作羹食，勿令知之。（《产书》）

胆

【主治】目暗。（弘景）

点目，治青盲雀目不见物。滴耳，治聋。（时珍）

【发明】〔时珍曰〕癸水之位在子，气通于肾，开窍于耳，注精于瞳子，其标为齿。鼠亦属子宫癸水，其目夜明，在卦属艮，其精在胆，故胆能治耳聋、青盲，睛能明目，而骨能生齿，皆肾病也。

耳卒聋闭。以鼠胆汁（二枚）滴之，如雷鸣时即通。（《本事方》）

多年老聋。《卫生家宝方》：胜金透关散：用活鼠一枚系定，热汤浸死，破喉取胆，真红色者是也。用川乌头一个（炮去皮）、华阴细辛各二钱，胆矾半钱，为

疮肿热痛。灵鼠膏：用大雄鼠一枚，清油一斤煎焦，滴水不散，滤再煎，下（炒紫）黄丹五两，柳枝不住搅匀，滴水成珠，下黄蜡一两，熬带黑色成膏，瓷瓶收之，出火毒。每用摊贴，去痛而凉。（《经验方》）

破伤风病。角弓反张，牙噤肢强。用鼠一头和尾烧灰，以腊猪脂和敷之。（《梅师》）

乳汁清少。死鼠一头烧末，酒服方寸匕，勿令妇知。（《子母秘录》）

杖疮肿痛。未毛鼠同桑椹子入麻油中浸酿。临时取涂，甚效。（《西湖志》）

汤火伤疮。小老鼠泥包烧研，菜油调涂之。（谈野翁方）

鼠 肉

已下并用牡鼠。

【气味】甘，热，无毒。

【主治】小儿哺露大腹，炙食之。（《别录》）

小儿疳疾，腹大贪食者，黄泥裹，烧熟去骨，取肉和五味豉汁作羹食之。勿食骨，甚瘦人。（孟诜）

主骨蒸劳极，四肢羸瘦，杀虫

末，以胆和匀，再焙干研细，入麝香半字。

青盲不见。雄鼠胆、鲤鱼胆各二枚，和匀，滴之立效。(《圣惠方》)

脂

【主治】煎之，亦疗诸疮。(弘景)
汤火伤。(苏颂)
耳聋。(时珍)

附方

久聋。鼠脂半合，青盐一钱，蚯蚓一条，同和化，以绵蘸捻滴耳中，塞之。(《圣惠方》)

头

【主治】瘘疮鼻衄，汤火伤疮。

(时珍)

附方

鼻衄脓血。正月取鼠头烧灰，以腊月猪脂调敷之。(《外台》)

汤火伤灼。死鼠头，以腊月猪脂煎令消尽，敷之则不作瘢，神效。(《千金方》)

目

【主治】明目，能夜读书，术家用之。(陶弘景)

附方

目涩好眠。取一目烧研，和鱼膏点入目眦。兼以绛囊盛两枚佩之。(《肘后方》)

猬

《本经》中品

释名 蝟、毛刺、蜟鼠。〔时珍曰〕按《说文》彚字篆文象形，头足似鼠，故有鼠名。

集解〔时珍曰〕猬之头、觜似鼠，刺毛似豪猪，踧缩则形如芡房及栗房，攒毛外刺，尿之即开。《炙轂子》云：刺端分两头者为猬，如棘针者为猱。与《蜀》说不同。《广韵》云：似猬而赤尾者，名鼨鼠。

皮

【气味】苦，平，无毒。

【主治】五痔阴蚀、下血赤白、五色血汁不止，阴肿，痛引腰背，

酒煮杀之。(《本经》)

疗腹痛疝积，烧灰酒服。(《别录》)

治肠风泻血，痔病有头，多年不瘥，炙末，白饮服方寸匕。烧灰吹鼻，止衄血。甚解一切药力。(《药性》)

附方

肠痔有虫。猬皮烧末，生油和涂。(《肘后方》)

肠风下血。白刺猬皮一枚（铫内煿焦，去皮留刺），木贼半两（炒黑），为末。每服二钱，热酒调下。(杨氏《家藏方》)

五色痢疾。猬皮烧灰，酒服二钱。(《寿域方》)

大肠脱肛。猬皮一斤（烧），磁石（煅）五钱，桂心五钱，为末。每服二钱，米饮下。(叶氏《摘玄》)

反胃吐食。猬皮烧灰，酒服。或煮汁，或五味淹炙食。(《普济》)

小儿惊啼（状如物刺）。用猬皮三寸烧末，敷乳头饮儿。(《子母秘录》)

肉

【气味】甘，平，无毒。

【主治】反胃，炙黄食之。亦煮汁饮。又主瘘。(藏器)

胆

【主治】点目，止泪。化水，涂痔疮。(时珍)

附方

痘后风眼（发则两睑红烂眵泪）。用刺猬胆汁，用簪点入，痒不可当，二三次即愈。尤胜乌鸦胆也。(董炳《集验方》)

猬

人部

本草纲目

李时珍曰：《神农本草》人物唯发髲一种，所以别人于物也。后世方伎之士，至于骨、肉、胆、血，咸称为药，甚哉不仁也。今于此部凡经人用者，皆不可遗。唯无害于义者，则详述之。其惨忍邪秽者则略之，仍辟断于各条之下。

爪甲

《纲目》

释名 筋退。〔时珍曰〕爪甲者，筋之余，胆之外候也。《灵枢经》云：肝应爪，爪厚色黄者胆厚，爪薄色红者胆薄；爪坚色青者胆急，爪软色赤者胆缓；爪直色白无纹者胆直，爪恶色黑多纹者胆结。

【气味】甘、咸，无毒。

【主治】鼻衄，细刮嚃之，立愈。众人甲亦可。（宗奭）

催生，下胞衣，利小便，治尿血，及阴阳易病，破伤中风，去目翳。（时珍）

怀妊妇人爪甲：取末点目，去翳障。（藏器）

附方

消除脚气。每寅日割手足甲，少侵肉，去脚气。（《外台秘要》）

小便转胞。自取爪甲，烧灰水服。（《肘后方》）

小便尿血。人指甲半钱，头发一钱半，烧研末。每服一钱，空心温酒下。（《圣济录》）

妊娠尿血。取夫爪甲烧灰，酒服。（《千金方》）

胞衣不下。取本妇手足爪甲，烧灰酒服。即令有力妇人抱起，将竹筒于胸前赶下。（《圣惠》）

诸痔肿痛。蚕茧内入男子指甲令满，外用童子顶发缠裹，烧存性，研末，蜜调敷之。仍日日

爪甲

吞牛胆制过槐子，甚效。（万表《积善堂方》）

针刺入肉。凡针折入肉，及竹木刺者。刮人指甲末，同酸枣仁捣烂，唾调涂之。次日定出。（《圣惠方》）

飞丝入目。刮爪甲末，箸头同津液点之，其丝自聚拔出也。（危氏《得效方》）

物入目中。左手爪甲，刀刮屑末，灯草蘸点翳上，三次即出也。

瘢痘生翳（一切目疾）。并以木贼擦取爪甲末，同朱砂末等分，研匀，以露水搜，丸芥子大。每以一粒点入目内。（《圣惠》）

目生花翳。刀刮爪甲细末，和乳点之。（《集简方》）

目生珠管。手爪甲（烧灰）、贝齿（烧灰）、龙骨各半两为末。每用少许，点珠管上，日点三四次。（《圣惠方》）

积年泻血，百药不效。用人指甲（炒焦）、麝香各二钱半，干姜（炮）三两，白矾（枯过）、败皮巾（烧灰）各一两，为末。每粥饮一钱，日二服。（《圣济总录》）

牙 齿

《日华》

释名 〔时珍曰〕两旁曰牙，当中曰齿。肾主骨，齿者骨之余也。女子七月齿生，七岁齿龀，三七肾气平而真牙生，七七肾气衰，齿槁发素。男子八月齿生，八岁齿龀，三八肾气平而真牙生，五八肾气衰，齿槁发堕。钱乙云：小儿变蒸蜕齿，如花之易苗。不及三十二齿者，由蒸之不及其数也。

【气味】甘、咸，热，有毒。

【主治】除劳治疟，蛊毒气。入药烧用。（《大明》）

治乳痈未溃，痘疮倒黡。（时珍）

附方

乳痈未溃。人牙齿烧研，酥调贴之。（《肘后方》）

五般聤耳（出脓血水）。人

牙烧存性，麝香少许，为末吹之。名佛牙散。（《普济方》）

漏疮恶疮（干水生肌）。用人牙灰、油发灰、雄鸡内金灰各等分，为末，入麝香、轻粉少许，油调敷之。（《直指方》）

阴疽不发（头凹沉黯，不疼无热，服内补散不起）。必用人牙（煅过）、穿山甲（炙）各一分，为末。分作两服，用当归、麻黄煎酒下。外以姜汁和面敷之。又方：川乌头、硫黄、人牙（煅过）为末，酒服亦妙。（杨仁斋《直指方》）

乳 汁

《别录》

释名 奶汁、仙人酒。〔时珍曰〕乳者化之信，故字从孚、化（省文）也。方家隐其名，谓之仙人酒、生人血、白朱砂，种种名色。

【气味】甘、咸，平，无毒。

【主治】补五脏，令人肥白悦泽。疗目赤痛多泪，解独肝牛肉毒，合浓豉汁服之，神效。（《别录》）

益气，治瘦悴，悦皮肤，润毛发，点眼止泪。（《大明》）

【发明】〔宗奭曰〕人乳汁治目之功多，何也？人心生血，肝藏血，肝受血则能视。盖水入于经，其血乃成。又曰上则为乳汁，下则为月水，故知乳汁则血也。用以点眼，岂不相宜？血为阴，故性冷。脏寒人，如乳饼酥酪之类，不可多食，虽曰牛羊乳，然亦不出乎阴阳之造化耳。老人患口疮不能食，但饮人热乳甚良。

〔时珍曰〕人乳无定性。其人和平，饮食冲淡，其乳必平。其人暴躁，饮酒食辛，或有火病，其乳必热。凡服乳，须热饮。若晒曝为粉，入药尤佳。

附方

虚损劳瘵。德生丹：用无病妇人乳三酒杯，将瓷碟晒极热，置乳于中，次入麝香末少许，木香末二分，调匀服；后饮浓茶一酒盏，即阳败，次日服接命丹（接命丹：用乳三酒杯，如前晒

碟盛人乳，并人胞末一具调服）。服毕面、膝俱赤，如醉思睡。只以白粥少少养之。(《集简方》)

虚损风疾。接命丹：治男妇气血衰弱，痰火上升，虚损之证；又治中风不语，左瘫右缓，手足疼痛，动履不便，饮食少进诸证。用人乳二杯，香甜白者为佳，以好梨汁一杯和匀，银石器内顿滚滚。每日五更一服，能消痰补虚，生血延寿。此乃以人补人，其妙无加。(《摄生众妙方》)

中风不语（舌根强硬）。三年陈酱五合，人乳汁五合，相和研，以生布绞汁。随时少少与服，良久当语。(《圣惠方》)

眼热赤肿。人乳半合，古铜钱十文，铜器中磨令变色，稀稠成煎，瓶收，日点数次。或以乳浸黄连，蒸热洗之。(《圣惠方》)

初生不尿。人乳四合，葱白一寸，煎滚，分作四服，即利。(《外台引刘氏方》)

痈脓不出。人乳汁和面敷之，比晓脓尽出。不可近手。(《千金方》)

哺乳

下卷

《本草纲目》养生智慧大全

第一章

走进《本草纲目》的神奇世界

第一节
《本草纲目》，中国第一药典

李时珍其人，《本草纲目》其书

在中华民族五千年的文化长河中，诞生了许多伟大的中医药学家，李时珍就是其中之一。四百多年前，正是李时珍的出现让传统中医药学的发展攀上了高峰，因为其卓越贡献，李时珍及其成就被视为中华民族的骄傲。

李时珍生于明正德十三年（1518年），卒于万历二十一年（1593年），字东璧，号濒湖，湖北蕲州（今天的湖北省蕲春县）人。在李时珍生活的那个年代，封建社会已经不复大唐盛世的繁华，国家经常遭受内部动乱和外族侵扰，人民生活痛苦不堪，整个封建社会正日益走向衰落。

封建社会虽然正趋于没落，但传统的封建伦理纲常反而日益巩固，医生在当时被认为是三教九流中的"中九流"，并不如现在这样受人尊重，在这种社会背景下，李时珍虽然出生在一个世代行医的家庭，其父李言闻，号月池，也是一位在地方上享有很高口碑的乡间医生，医术高明，受到当地父老乡亲的敬重，但李时珍的父亲并不希望李时珍继承衣钵，而是鼓励李时珍走升官扬名的科举道路，以摆脱家族没有功名的处境，从而光大门庭。

李时珍少年时听从父亲教诲专心于考取功名之路，但到1551年，李时珍三十三岁时，他告别科举道路，决心学医。这期间，李时珍一边为百姓治病，一边不断学习，结合实践提高自己的医术。对于李时珍的刻苦好学，后人说他"读书十年，不出户庭"。意思是他十来年除埋头钻研医药书籍，给父老乡亲医病外，没有离开过家乡。正是这个时期的学习与实践，为他以后修撰《本草纲目》打好了基础。

所以，《本草纲目》毫无疑问是李时珍在浩瀚的医药学典籍之海中刻苦钻研，在进行广泛的社会调查的基础上，运用自己的创造性思维，探索思考而取得的卓越科学成果。这一段撰写历程，共计二十七年之久。李时珍将毕生的所思、所学、所行都凝聚在《本草纲目》之中。

这样一本凝聚了当时最伟大的医药学家毕生所学之精华的医学巨著，其内容不可谓不浩瀚，集中国16世纪的药学成就之大成，在历史、语言文字、植物、动物、地理、冶金、矿物等方面都有突出成就。

具体观其内容，《本草纲目》作为一本药学巨典，全书共记述了1892种药物，其中374种是李时珍新增加的药物，这些药物又被分成60类。另有绘图1100多幅，并附有11000多个药方。其中，关于中药，又划分了植物药、动物药、矿物药三大类，在论述动植物药时，涉及动植物药的生态、生长环境、培植繁育方法等；在论述矿物药时涉及矿物药的特性及采制手段等，还包括大量有关矿冶学知识、生物学，以及农、林、牧、渔等生产技术知识。如此丰富的记载，给我们留下了大量珍贵的药物学知识。除了药物记载，李时珍结合其行医实践，在记录药物学的同时，又处处结合医论，因此，

《本草纲目》作为一部医学著作，成为历代走向中医学、中药学研究之路的必读书。

其实，李时珍著的医学著作远不止《本草纲目》这一部。但其他的著作多数没能完整地流传至今，比如《奇经八脉考》《名门考》等。当然也有保存下来的，如《濒湖集简方》，汇集了李时珍多年寻方问药而收集起来的民间单方、验方，并作为《本草纲目》的"附方"部分保存下来。

为中国传统医药学方面做出卓越贡献的李时珍，当代著名科学史家英国的李约瑟博士对他的评价为，"李时珍达到了与伽利略、维萨里的科学活动所隔绝的、任何科学家所不能达到的最高水平。"并在他的巨著《中国科学技术史》中称赞说："毫无疑问，明代的伟大的科学成就是李时珍那部攀登到本草著作之顶峰的《本草纲目》。"

对于中华民族来说，李时珍在传统中医药学领域里无疑是伟大的，其代表作《本草纲目》，凝聚了李时珍毕生医药实践经验，是祖国五千年光辉灿烂文化中最宝贵的文化遗产。

李时珍及其心血之作《本草纲目》，不但给中华儿女留下了医药学方面的珍贵知识，更给当今的医学界人士以启示：对于传统的中医药学，应该批判地继承其精髓，汲取其精华，而剔除其糟粕，打开中国医学发展的新局面。这是时代赋予我们的历史责任。

"本草"的起源与"纲目"的含义

"本草"在我国古代指中药或中药学，而其起源可追溯至神农尝百草的时代。根据《淮南子·修务训》中记载："古者，民茹草饮水，采树木之实，食赢蚌之肉，时多疾病、毒伤之害。于是神农……尝百草之滋味，水泉之甘苦，令民知所辟就。当此之时，一日而遇七十毒。"这便是我们耳熟能详的神农尝百草的传说，而"本草"也从传说故事中走出来，作为中药或中药学的代名词存在于我国几千年的医药学文化中。

细说"本草"还应回溯至其最初产生的时代，在那个时代，人类只能使用极其粗糙的石质或骨质的工具，在极其低下的生产力制约下，果腹的食物也主要以采集来的野果、植物的种子以及从土地里掘出的植物根茎为主。因为认识能力有限，在以植物为食的时代里，人类经常会误食一些有毒的植物，从而导致恶心呕吐、腹泻、头晕目眩、昏迷等各种不良后果产生，严重的甚至引起死亡。就在这样一次又一次的误食有毒植物的经历中，人类不断积累经验，又通过一代代人的尝试，人们终于熟悉了不少植物的性能，认识到自然界中哪些植物是适合人类食用的，食用这些植物能对人体有哪些益处；而哪些植物食用后对人体是有害的。并在不断的尝试中还发现了许多可以治愈人体疾病的植物，也就是在这些尝试与经验的积累中，人类第一次认识到了自然界蕴藏的一大宝藏——药草。"药"（繁体字中写作"藥"）字，在《说文》一书中被释为"治病草"，由此可看出，我国古代最先对治病之"药"的认识是植物药，即草药。而动物药乃至矿物药，都是随着人类社会的不断进步，人类视野和经验的不断扩大而逐渐产生的。

随着人类社会的进步，药的范围也在随之扩大。从流传至今的各种古书籍中，我们可以看到中国传统药学从最初的分篇分章的零散介绍到最后形成一部统一的医药学巨著这一发展脉络。早在《周礼·天官》中就记载有"五药"，此书中的"五药"具体是指草、木、虫、石、谷这五类药物。在《诗经》《山海经》中也介绍到了多种药物的名称，尤其是这部极具神话色彩的地理学书籍——《山海经》，对药物的记载多达一百多种，在这一百多种药物中又涉及植物、动物、矿石等，更有关于不少药物食、服、浴、佩戴、涂抹等不同用法的叙述。而在《礼记》一书中，还记载有在孟夏月"聚蓄百药"的习俗，这充分说明早在春秋战国时期人们的药物知识就已经非常丰富了。当药物知识不断地积累升华后，人类用自己的智慧对各个时代的药物知识加以总结，从而整理出了一部关于用药经验和记录药物形态性状的专门著作，《本草》也就诞生了。

在后世用药行医治病的医疗实践中，数百种经过加工制作用于临床的药物终于产生了。这些药物不仅可以单独用来治疗某一种疾病，也可以相互配合使用，由此中国传统的医药方法随之产生。与西方的医药方法相区别，中国传统的医药方法被通称"中医"或者"中药"。中药经过几千年的发展，除了临床常用的种类外，民间还流传着许多极具医疗功效的药物，这些药物就是我们常说的"中草药"。当今社会，虽然西医在医学中逐渐占据了统治地位，但随着西医中无法克服的各种局限的暴露，中草药越来越受到世界各地医药学界的重视，人们开始重新认识到中药独特的临床疗效，并对其进行了科学的分析和解释。

关于"本草"的释义，贯穿于整个中药的发展。而对于纲目的含义，在近现代科学生物的分类中也有"纲"和"目"。享有盛名的瑞典分类学家和博物学家卡尔·林奈，制定出的关于生物分类的方法以及分类原则，极大地促进了生物学的发展，并为生物科学的分类奠定了坚实的基础。源于林奈的分类系统，现在已产生了一套统一的生物分类规定，即将生物分为7个等级。这7个等级从高到低排列分别为：界、门、纲、目、科、属、种。排列最高阶的"界"包含有多个"门"，而"门"中又包含有多个"纲"，依此类推，一直到排列最低阶的种。这7个等级将自然界中的各种生物都分门别类地安排在其中，各有各的固定位置。例如，人类属于动物界，脊椎动物门，哺乳纲，灵长目，人科，人属，人种。

无论"本草"还是"纲目"都是在文化的长河中不断发展凝练出来的，在其字面意思之后，是一个系统化的学科。

《本草纲目》，中国古代"百科全书"

对于百科全书大家一定不陌生，通常认为百科全书就相当于中国古代的类书。在《中国大百科全书·新闻出版》卷"百科全书"条，关于百科全书起源的记载中说："中国魏文帝，下令王象等人编的《皇览》，被《唐书·艺文志》论定为类书之始。大约成于汉初（相传始于西周）的《尔雅》，以最早的辞书闻名世界，但它广收名物词，更像是一部古代的百科词典，因此也被看作是更早的类书。"而在另一本具有参考价值的工具书——《简明社会科学辞典》中，关于"百科全书"条中记载道："中国唐代的《艺文类聚》，宋代的《太平御览》，清代的《古今图书集成》等也有类似性质，但不同于现代的百科全书。"那么，什么样的书籍才能被视为现代的"百科全书"呢？从《中国大百科全书·新闻出版》卷中查到"百科全书"的释义为："概要介绍人类一切门类知识或某一门类知识的工具书，供查检所需知识和事实资料之用。但也具有扩大读者知识视野、帮助系统求知的作用。它是一个国家和一个时代科学文化发展的标志。"据此，我们可以判断出哪些属于现代的"百科全书"。

《本草纲目》被英国著名生物学家达尔文称为"1596年的百科全书"，但从上文中的论述来看，《本草纲目》既不能被框定在现代"百科全书"的定义内，也不能称作古代的类书。那么，何以将其称为百科全书呢？《本草纲目》因其涉及的知识范围非常广泛，除了极其丰富的医学、药学知识外，还包括了16世纪以前中国劳动人民在生产实践中所积累的大量自然知识、生产技术知识和社会历史知识。因此，对于《本草纲目》一书，医学家可以学习书籍中蕴含的丰富药物学知识和精湛的医学知识，而其他领域的研究者、生产者在读这本书时，也可以学到本领域的大量知识，这也就是《本草纲目》作为百科全书的意义所在。

作为"1596年的百科全书"的《本草纲目》，无论从其论述的深度还是广度来看，都是我国药物学的一本传世巨著。该书成于1578年，但直至李时珍死后的第三年才被大量出版。全书共分为52卷，总计100多万字，共记载药物1892种，其中植物药1000多种，配有绘图1100多幅。除此以外，《本草纲目》还附有大量的药方。

具体看《本草纲目》的内容，可知其最大的成就首先体现在药物的分类上。一改传统的上、中、下三品分类法，《本草纲目》采取的是一种依据药物自然属性进行的更为科学的分类方法。在这种分类方法下，药物被划分为三类，分别是矿物药、植物药、动物药，在这三类的基础上又加以细分。其中关于植物药一类，根据不同植物的形态、生长的环境及其性能分为5部。而关于动物药一类，共记载了462种动物，其数量达到了该书记载的药物品种总数的24.4%，不但详细记载了各种动物的名称、形态、生活习性与生活环境，更是对它们的药用价值进行了详细的说明。关于矿物药一类，共记载矿物265种，虽不及植物药和动物药的种类之多，但也占据该书药物品种总数的14%。内容包括关于矿物的名称、形态、性质、分布范围、作用、鉴别方法以及如何找矿、开采矿石并进一步冶炼的方法等详细的探讨。《本草纲目》对药物的三分法，其科学性在于该分类法按自然演化的系统进行，从简单到复杂，从低级到高级，从无机到有机，这在当时是领先于世界的，比瑞典分类学家林奈制订的科学分类方法与原则要早200年。

其次，《本草纲目》的成就在于其对药物学知识总结的全面性，在这一方面，他超过了以往任何一位本草药物学家。对药物学知识的全面总结，深刻阐述，极大地扩充了传统医药学的内容，大大丰富了中国古典药物学的知识宝库。

最后，《本草纲目》的巨大成就还体现在其对天文、气象、化学、地质等方面的卓越贡献。此外，《本草纲目》在人文社科方面，如对历史学、文字学、哲学、语言学、文献学和训诂学等学科的研究也做出了一定贡献。李时珍广收博采，亲历实践，用其毕生心血铸成此书，才成就了中国古典百科全书式的博物巨作。

《本草纲目》对后世中医的影响

《本草纲目》作为中国传统医药学的集大成者，具有划时代的意义，对后世的中医、中药学的发展具有深远影响。

这些影响首先体现在它的问世标志着炼丹时代的终结和医药时代的开始，这是中医药学发展进程中划时代的一笔。中国古代的炼丹术源于长生不老的神话故事，为历代统治者所推崇，并在历史进程中，一度控制着整个医药学的发展。到了唐代，炼丹术发展到了鼎盛。李时珍在《本草纲目》一书中坚决反对炼制"长寿金丹"，并抵制"道士""方士"具有宗教迷信色彩的炼丹行为。李时珍能辩证地对待炼丹术，他一边反对与抵制其欺骗性与宗教迷信色彩，一边又慎重地吸取并总结了古代"方士"们一代代累积下来的有用知识。这些知识经过李时珍进一步论证，便形成了《本草纲目》中矿物药的部分。他详细记述了217种不同性质和用途的矿物质药物，并对这些金属及矿物质在治疗疾病上的功效以及人体保健上的作用进行了全面、深入的论述。李时珍在当时观察到的现象和提出的问题，一直到科学发达的当今，仍有不少还是未解之谜。我们这里需要着重强调的是他对于"微量元素与健康学"的卓越贡献。应该说，我国在对微量元素与健康学的研究方面有比较悠久的历史，虽然当时的研究者并没有提出"微量元素"这个概念，但在《本草纲目》这部不朽的巨著之中，突出地反映了古人在"微量元素与健康学"方面的研究成就。在长期的封建统治下，这些研究成果像中国很多研究发现一样，没能得到发扬光大，从而导致"微量元素与健康学"直到20世纪70年代才作为一门独立学科诞生。

《本草纲目》在医药史上还具有承前启后的作用。该书历时30年才成书问世，书中内容是对以前的诸家本草专著和历代社会用药经验的总结，也有对以前本草专著的误处进行的纠正，其内容广泛，论述博而不繁。该书对药物的分类法采用了科学的自然分类法。这在药物分类方面是一大进步。同时它还介绍了许多关于植物学、动物学、矿物学和化学的知识，是一本具有综合价值的书籍。

《本草纲目》在世界文化史上的地位

在东方，《本草纲目》被视为药物学宝典。最早传入日本和朝鲜。之后，越南、印度等国家也相继引进。由于这些国家受中国医药学影响较大，《本草纲目》是被作为医药书籍流传、翻印、学习、翻译的。在这种学习和翻译的过程中，日本、朝鲜的医药界都受到此著作的巨大影响。

在日本，《本草纲目》出版不到20年，就已受到朝野重视。日本庆长十二年（1607年），学者林罗山（林道春）从长崎得到《本草纲目》（可能是江西本），将其献与幕府首脑（君主）德川家康。幕府首脑得此书后，异常宝贵，常置幕府座右备查，日人称之为"神君御前本"。后来，日本医药家曲直濑玄朔（号东井）又得《本草纲目》金陵版珍本，1875年由井口直树呈交日本明治政府，至今藏于日本内阁文库。

在朝鲜，《本草纲目》流传的时间不比日本晚多久。正式见于历史记载是李朝三十八年（清康熙五十一年，1712年）。自18世纪20年代以后，《本草纲目》成为朝鲜医药学家的重要参考书。引用和依据《本草纲目》的内容而编撰的朝鲜医药学著作就有《本草精华》《广济秘方》（李景华）《济众新编》（康命吉）《附方便览》（黄度渊）等。它们都是把《本草纲目》作为药学宝典加以研究的。19世纪朝鲜学者徐有榘大量引用《本草纲目》中的有关资料，编撰了《林园经济十六志》一书，这是一部关于自然经济和博物学的巨著。

《本草纲目》是通过西方来华的传教士和驻华使馆人员传入西方的，比在东方传播的时间要晚一些。它在西方学者心目中的价值，也同在日本、朝鲜有所不同。因为西方医学有着同中医学完全不同的理论体系，西方人那时还对中医中药缺乏正确认识，《本草纲目》没有受到重视。在当时，他们所感兴趣的首先是它在矿物学和植物学方面的广博资料。

《本草纲目》最初引起西方重视的是其内容中的金石部。1732年，在华的法国传教士范德蒙德从金石部摘译了有关资料，连同部分矿物标本带回法国，经过巴黎科学院院士儒瑟转交到巴黎自然史博物馆。这份译稿在19世纪末，由法国学者整理题为《中国之石》而发表于《古今之石》一书中。

欧洲人真正重视《本草纲目》的科学价值是在法国学者、传教士巴多明、汤执中等向法国科学界介绍此书的全部内容之后开始的。其重要标志是1735年《中华帝国全志》的出版。这是一部全面介绍中国情况的巨著，它的第三卷题名节录《本草纲目》。这虽是一个法文节译本，但实际上是欧洲人最初所了解的《本草纲目》的概貌。正是由于此系列书籍的出世，让欧洲人大为惊奇，后来陆续被译成英文、德文、俄文等多种文字被多国收藏。《本草纲目》的内容也日益为更多的外国学者所了解，引起了科学家们的深入研究。

《本草纲目》在欧洲和美洲的广泛传播，对西方科学产生了广泛影响，其领域涉及医药学、矿物学、植物学、动物学、化学诸多方面。西方研究者们不禁感叹《本草纲目》的大与全，更惊叹的是，在16世纪的中国，既没有掌握西方科学赖以发达的形式逻辑和欧几里得几何学的方法，也完全没有接收到西方自然科学发展的信息，却能做出如此辉煌的成就。难怪著名科技史学家英国的李约瑟博士高度称赞李时珍的成就。李时珍和他的《本草纲目》，不仅是中华民族的医学财富，也是世界医学的宝贵财富。

第二节

从《本草纲目》说养生

《本草纲目》养生理念：未病先防，药食同源

《本草纲目》的基本养生理念是未病先防，药食同源。

1.未病先防

古人有云："圣人不治已病治未病；不治已乱治未乱。"这是对治病防病与治国防乱的精辟阐述。在古人的思想里，治国便要"治未乱"，而治病当然要"治未病"，这里的"治未病"就是说在人体尚未患病之前，便要做到未雨绸缪，防患于未然，在预防阶段就杜绝疾病的发生。这就是中国传统的医学理念——防重于治。古人对疾病的预防高度重视，不但把对疾病的预防与治国防乱相提并论，以提醒人们对未病先防的重视，更是告诫人们病已成而始治疗，犹如待口渴而始挖井，为时已晚。

古人提到的"治未病"，是同"治已病"相对而言的。任何事物的发生都有一个从萌芽到发展到成形再而衰老的过程，疾病也不例外。相对于"治已病"来说，"治未病"便是着重于疾病萌芽前后的那个阶段。在日常生活中，我们会突然感到头疼脑热、流鼻涕等，这些症状被称为"先兆"，如脑中风病是中风的先兆。

根据传统中医医疗提倡的"上工治未病"理念，就要做到把疾病尽量控制在刚开始的萌芽阶段，因为这一阶段病情轻，较好控制，而且对人体的损害小，在这一阶段将疾病消灭，使其不能再发展壮大，甚至恶化病变，能大大减少疾病对人体的危害。如果一开始没能做到防患于未然，将疾病消灭在萌芽阶段，到了更为严重的阶段，疾病对机体所带来的损伤就相当严重了，这时就算最后治愈，生命被挽救下来，难免也会留下诸如残废、机体功能不协调等各种后遗症。这也就是《素问·阴阳应象大论》中所云："故邪风之至，疾如风雨（暗示中风人之急症）。故善治者治皮毛，其次治肌肤，其次治筋脉，其次治六腑，其次治五脏。治五脏者，半死半生也。"

所以，真正高明的医生是能够在病症初始阶段便将疾病控制住，最大限度地保证人体健康。这一套"治未病"的理念经过中医学的发展便形成了而今著名的"预防为主"之学说。将"预防为主"的方针贯彻实施，要从思想和行动上解决如何认识疾病，如何防治疾病，以保障人体健康的问题。

2.药食同源

传统中医认为"药食同源"，也就是说药物和食物并没有明确的分界线，很多材料既可以做果腹之食，也能做治病之药。远古传说中的伏羲氏"制九针"，燧人氏"钻木取火"，伊尹"制汤液"等，均证明了日常使用的衣、食、针灸和汤药并不是后世才出现的。

早在几千年前，人们就在生活中认识到了药、食并不是单一存在明确分开的，这种认识经过中医药学的发展就成了"药食同源"的理论。

发展至今，"食疗"已经被全世界人们所认识。特别是人们发现食物也同药物一样，每种食物所含的人体所需物质有限，这就使得饮食失调的人因身体所需营养摄取不足而引发疾病，从而威胁身体健康。这一类病在国外被称为"生活习惯病"，所以许多欧美医学者大声疾呼："不要用自己的牙齿为自己挖掘坟墓。"换个角度看，如果能够科学合理地搭配膳食，全面补充人体所需营养，调节阴阳平衡，便可以有效地防治许多疾病。综合来说，食疗的功效主要体现在以下四方面：

第一，饮食补养方面：从饮食中摄取人体所需营养，从而让人体强健，增强免疫力，促进机体功能协调运行，预防生病。

第二，食品保健方面：既具有食物性能又具有药物性能的材料作为保健食品，或者用食物营养成分提出物研制成保健药品，可以改善人体多种不良症状，如吸收不良、免疫力低下等，从而达到补虚强身、防治疾病的效果。

第三，饮食调理方面：在选择食品时尤其要注意与某些疾病相克的食物。如糖尿病忌糖，肝病忌油，血液病、心脑血管病宜清淡低脂饮食，肾病忌盐。

第四，饮食治疗方面：依靠饮食治疗疾病已经成为治病的常规方法之一。但要注意，人体患病时必会导致食欲下降，身体虚弱。因此，一方面要促进食欲，另一方面又要加强营养，二者并重，才能加快病情的康复。

遵循中医传统，在养生方面尤其要注意"未病先防""既病防变"，也要知道"药食同源"。只有树立正确的养生观，才能真正做好养生保健的工作。